シリーズ社会政策研究

3

福祉国家の医療改革

政策評価にもとづく選択

三重野卓・近藤克則 編

東信堂

『シリーズ社会政策研究』の刊行に寄せて

21世紀を迎え、時代はますます混迷を深めている。経済成長は停滞し、失業者数は増大し、社会経済システムの構造改革が緊急の課題となっている。社会不安は広がり、将来に対する不透明感が蔓延している。

1970年代に、脱工業化社会論が提唱されたことがあったが、その後のIT革命によって、社会の情報化はさらに進んだ。経済のサービス化、ソフト化、グローバル化の動向もさらに進んでいる。他方、人口の少子高齢化が進展するなかで、「格差拡大社会」「階層化社会」の予兆も感じられる。こうした時代閉塞の状況のなかでこそ、福祉や「生活の質」に関する議論が必要となる。

第一に、福祉をめぐる社会状況がいかなるものであるかを正しく認識し、将来を予測することが不可欠である。第二に、そうした状況を一定の社会的価値に基づいて「評価」することも必要である。第三に、社会状況を望ましい方向に誘導するための社会政策や社会計画の策定のための情報をいかに入手するか、そして社会システムをいかに設計するか、といったことが問題となる。第四に、実際の計画化とともに、マクロな社会構想の視点も不可欠である。

こうした状況を考慮に入れて、本シリーズでは、社会政策をめぐる理論的、実証的、実践的な課題へ対応するため、社会政策をめぐる特定のテーマに焦点を合わせた企画を推進する。社会政策の構築をめざしたシンポジウム、講演、対論、報告、そして研究論文などを編集して読者に提示することにしたい。これによって現代的な福祉に関する課題、問題意識、そして、ヴィヴィッドな議論、臨場感を読者に伝えられればと思っている。

本シリーズが一人でも多くの方々に活用され、社会政策研究の発展、問題解決的な社会政策の発展のために寄与することを心から望んでいる。

2001年10月

「シリーズ社会政策研究」企画会議

小笠原浩一、武川正吾、三重野卓、山田昌弘

はじめに

戦後、福祉国家の構築は、西欧世界において、一つの達成すべき目標とされていた。しかし、現在、福祉国家が転機を迎えて久しいといわれている。一九八〇年代の前半、西欧世界において、ケインズ主義経済の行き詰まり、完全雇用の維持の困難性、経済の停滞、そして財政難のなかで、福祉国家の見直しが進んだ。その一方で、高齢化は、ますます、進み、社会保障の新たな位置づけが必要になってきた。そうしたなかで、福祉改革、医療改革が重要な課題となっている。

現在、わが国においては、自由主義的方向、競争重視の方向に傾斜しつつ、構造改革の名のもと、福祉領域も改革の対象となり、介護保険が導入され、さらに、医療改革も志向されている。そこでは、医療費の高騰のなかで、サラリーマン本人の自己負担三割へと、効率性が重視されているが、公平性については、十分に配慮されていない、という問題を指摘できる。現在、効率性と公平性の両立が求められている。今後の超高齢化に対応可能な医療保険制度の確立が望まれるのである。そのためにも、政策評価、行政評価の視点が必要とされよう。その一方で、医療の質の向上を確保する医療供給体制の確立が望まれ、具体的には、医療におけるＩＴ化、医療情報の提供、ＥＢＭ（根拠にもとづく医療）の推進、医療安全対策、救急・地域医療体制のあり方の再検討などが課題となる。現在、医療政策、制度も、確かに、転換期を迎えている。

そういう時代状況のなかで、我々、社会政策研究ネットワーク（ＳＰＳＮ）は、基本的には社会保障、福祉政策を研究することを目的として研究会活動、ホームページを通しての交流を行ってきた。その活動の一環として、二〇〇二年七月六日（土）の午後、まだ、梅雨も明けない蒸し暑い季節に、東京大学山上会館において、「医療政策研究」のシンポジウムを、同ネットワークの六周年記念として開催することとした。具体的には、福祉国家における最近の医療改革の現状、動向の検討を踏まえて、わが国の今後の方向性を模索することを目的とすることとなった。同ネットワークの運営委員である三重野がコーディネーターを務めることになり、医療政策研究のフロンティアを志向すべく、専門家である近藤克則氏、郡司篤晃氏、一戸真子氏に報告を打診したところ、快諾が得られた。さらに、指定討論者として、行政府から新田秀樹氏、アカデミズムの分野から武川正吾氏（同ネットワークの運営委員）が加わることになり、両氏に、発展的討論を行っていただいた。本書は、そうした共同研究による成果である。そのプログラム、および、発表の原タイトルは、以下の通りである（所属は当時）。

シンポジウム「医療政策研究の新動向」

＊コーディネーター兼司会　三重野卓（山梨大学）
＊シンポジウム報告
報告１　近藤克則（日本福祉大学）「イギリス――ブレアのＮＨＳ改革の動向と日本への示唆」
報告２　郡司篤晃（聖学院大学）「日本の医療政策の評価と構造改革の方向について――経済的側面を中心として」
報告３　一戸真子（高崎健康福祉大学）「医療消費者中心の医療改革――患者の視点からのヘルスケアシステム評価を中心に」
＊討論者　新田秀樹（内閣官房）、武川正吾（東京大学）

具体的には、前記の三つの報告を中心に議論が展開されることになる。第一報告では、イギリスにおける医療の実態を紹介した後、ＮＨＳ（National Health Service）改革の動向を、ニュー・パブリック・マネジメント、政策評価の方法や、医療費問題などと関連づけて検討する。第二報告では、福祉国家における医療改革、評価について、市場との関連を考慮に入れつつ、より理論的、原論的に検討し、さらに日本の医療システムを評価し、日本の構造改革の方向性を提言する。そして、第三報告では、とりわけ、医療消費者のための医療改革のあり方を提案するために、インフォームド・コンセント、第三者評価、遺伝子医療、薬価基準、医療事故など、様々なテーマに着目して検討を行う。

実際、福祉国家における医療問題を考える場合、需要サイド(医療消費者)と供給サイドの関連についての議論が必要とされる。さらに、医療とは極めて実践的な営みであるため、理論と現実の関わりがとりわけ重要になる。そのなかで、保険料の引き上げ、費用問題、医療評価と政策、計画の関連性、評価基準、評価原理、それにもとづく包括的な制度改革の視点が必要とされるのである。そして、患者と医療供給者の情報の非対称性という決定的な問題への配慮、患者の知る権利のあり方がその議論の前提となる。

本シンポジウムの企画の段階では、大枠は、医療政策に関することということで、詳細なテーマ指定は行わなかったが、期せずして、医療改革、政策評価に焦点を合わせることとなった。まさに、それらは、現代的な課題であるといえる。また、事例としては、イギリスの経験が取り上げられることとなった。わが国の今後の改革の方向性を模索するうえで、イギリスの経験は、大いに参考になるものと思われる。というのは、現在の日本の構造改革は、かつてのイギリスの辿った道に沿っている部分も多いからである。シンポジウムにおいては、現在の福祉国家再編への問題意識が、三報告者に共通するものとなり、議論は白熱し、相乗効果がもたらされた。

さらに、ここでは、上村泰裕氏(東京大学)、杉野昭博氏(関西大学)をはじめとするフロアからの発言、それをもとにした議論も所収した。発表者と討論者(新田、武川両氏)、そして、フロアを交えた議論の熱気が読者に伝われば幸いと思う。

本書は、医療をめぐるシンポジウムのテープ起こし原稿をもとに大幅に加筆、修正を加えたものである。話し言葉により、その議論の有り様が直接的に読者に伝われればと思っている。議論のフィードバックのプロセス、議論すること、討論することの楽しさが、伝われば、編者としての役割は果たせたと思っている。

さらに、付録として、シンポジウム終了後、三重野が、政策評価の問題を、その時代背景、評価の実際、指標化のあり方、評価原理に着目し、より広いスコープから議論し、そのなかに、高齢者の健康問題を位置づける論考を執筆した。三重野は、福祉社会学、「生活の質」研究を専門としており、医療関係は専門ではないため、本シンポジウムでは、議論の交通整理に専念したが、大いに刺激を受けることができた。

本書は、「シリーズ　社会政策研究」の既刊、『福祉国家の社会学』(三重野卓編)、『福祉国家の変貌』(小笠原浩一、武川正吾編)に続くもので、特定のテーマを扱った、各論的なものとして位置づけられる。わが国における福祉国家研究の水準を世に問うことができ、いささかでも、今後の学問的、研究的な発展に貢献できればと、編者は思っている。

本書が出版できたのは、多くの人びとの貢献によっている。四時間以上にも及ぶシンポジウムに参加した諸氏に感謝の意を表したいと思う。その熱意が、本書を形作っている。また、武川正吾氏は、本書の出版を提案して下さった。聖学院大学大学院生の外山太一さんは、本企画の事務局を引き受けて、執筆者への連絡、編集の労をとって下さった。彼の献身的貢献がなかったら、このタイムリーな企画はスムーズに進行しなかったと思われる。

さらに、出版事情の厳しい折、この企画に快諾して下さった東信堂社長、下田勝司氏、および、編集の実務の労をとって下さった同社編集部の向井智央氏に負うところも大きい。ここに深く感謝の意を表することにしたい。

三重野　卓

二〇〇三年三月

目次／福祉国家の医療改革——政策評価にもとづく選択

はじめに……i
略称一覧　xvi

第Ⅰ部　シンポジウム——医療政策研究の新動向……3

イギリスＮＨＳ改革にみる福祉国家の医療改革の行方……近藤　克則　5

1　はじめに……5
2　イギリスの経験に学ぶ意義……6
3　第三世界並のイギリス医療……8
第三世界並のイギリス医療　10

待機者リスト問題　10
人手不足　12
4　「第三世界並の医療」の原因は何か……16
深刻な医療従事者の士気の低下　17
5　ブレア政権のＮＨＳ改革……20
第三の道　21
ニュー・パブリック・マネジメントの枠組み　23
医療の質と効率をともに高める基準の設定　26
公正を重視する取り組み　29
二つの評価方法　31
6　医療費を大幅に拡大するNHS Planへ……34
7　おわりに……35
注　36
質疑応答……37

日本の医療政策の評価と構造改革の方向について……郡司篤晃　41
――経済的側面を中心に
1　はじめに……41
2　社会保障システムの評価のフレームワーク……42
3　市場の所在……44
4　医療における市場化を困難にする根本問題……45
5　日本の医療システムの評価……49
6　構造改革の方向……61
注　62
質疑応答　63

医療消費者中心の医療改革……一戸真子　65
――患者の視点からのヘルスケアシステム評価を中心に
1　昨今、日本のメディアをにぎわしている医療に関する諸問題……65

2 ヘルスケア供給システムを構成するファクター……69
人 69
もの 71
金 73
情報 74
3 医療制度改革について……75
患者負担増について 75
高齢者医療制度について 77
医療サービス提供側に対する制度改革について 79
診療報酬や薬価基準見直しなどについて 81
病床区分について 85
その他の保健医療システムの改革について 86
医療のIT化について 89
4 患者の視点からみた医療事故について――他の事故との比較から……91
航空機事故の特徴について 93
医療事故の特徴について――東京女子医大女児死亡事件を例に 97
5 医療の質評価に対する取組み……100
日本医療機能評価機構の役割 100

アメリカJCAHO　104
まとめ……106
注　108
質疑応答　109

第II部　報告者と討論者の対話……113

医療改革の規定要因……新田秀樹　115
1　はじめに――情報と提供体制……115
2　改革の日英比較――近藤報告について……118
3　施設・情報についての改革方向――郡司報告について……120
4　自己責任および人材の質――一戸報告について……122
5　おわりに――国民皆保険と市場原理……124
注　127

医療改革の社会学……武川 正吾 128
1 何のための医療か……128
2 費用と効果のバランスある議論を……129
3 これまでのイギリス像……131
4 社会政策における日英間の収斂……132
5 労働党はなぜ大勝利したのか……134
6 ブレアはサッチャーの子どもたちの一人?……135
7 医療計画と介護保険が医療改革の要点……136
8 社会的に構築される「情報の非対称性」……137
9 患者であることと消費者であることは両立するのか……139
10 ゲノム科学が医療保険の前提を突き崩す……141
注 142

報告者の回答……143
近藤氏の回答……144
郡司氏の回答……150
一戸氏の回答……155

第Ⅲ部　フロアを交えた討論……167

フロアを交えた討論……169
インフォームド・コンセントの概念への疑問……169
インフォームド・コンセントと意思決定……172
評価における効果と効率……175
「質」の測定、政策研究の重要性……176
地域差と設備投資の決定要因……177

医療計画とベッド規制……178
病院と介護保険……180
指標化の問題、および医療費抑制政策……181
ニュー・パブリック・マネジメントとは何か……182
適切な資源の投入とは何か……185
医療の市場化とマクロ経済の成長……187
情報の非対称性を縮小できるか……189

付　論……191

福祉社会における政策評価と健康問題……三重野　卓　193
1　評価の時代……193
2　評価の実際……195

3　政策評価と指標化……197
4　評価の基準、原理……202
5　高齢者の健康問題……205
6　政策評価と計画化問題……210
注　211
おわりに……213
執筆者紹介……218

略称一覧

CHI	Commission for Health Improvement
EBM	Evidence Based Medicine
GP	General Practitioner
HRG	Healthcare Resource Group
JCAHO	Joint Commission on Accreditation of Healthcare Organization
JCI	Joint Commission International Accreditation
NHS	National Health Service
NICE	National Institute for Clinical Excellence
NPM	New Public Management
NSF	National Service Framework
PAF	Performance Assessment Framework
PPBS	Planning, Programming, and Budgeting System
QALY	Quality Adjusted Life Years
QOL	Quality of Life

福祉国家の医療改革——政策評価にもとづく選択

第Ⅰ部　シンポジウム——医療政策研究の新動向

◆シンポジウム報告の概要

現在、わが国では、高齢化の進展のなかで、医療改革が緊急の課題になっている。そうした状況において、学際的、理論的、実践的研究が望まれ、さらに、海外の経験に学ぶことが、今後の改革に不可欠となっている。本講演録は、社会政策研究ネットワークの第六周年シンポジウム『医療政策研究の新動向』(東京大学山上会館、二〇〇二年七月六日)の発表にもとづいている。本シンポジウムは、三名の報告者の発表をもとに展開され、討論者との議論、フロアを交えた討論が行われた。

第一報告者の近藤氏は、イギリスの経験に学ぶべく、第三世界並みに陥った医療の状況を素描し、その要因として、低医療費政策、NHS(National Health Service)の肥大化、制度改革の混乱に求める。それを踏まえて、ブレアの効率、公正を志向するNHS改革、さらに、医療費の大幅拡大という方向を示す。第二報告者の郡司氏は、医療政策の評価のフレームワークを定式化し、さらに、医療の市場化の困難性を指摘する。そうした検討を踏まえ、医療システムの国際比較を試み、さらに、日本における医療計画は、単なる病床制限とし、医療ビジョンの作成の必要性を指摘する。第三報告者の一戸氏は、わが国の医療問題を素描した後、患者の視点からみたヘルス供給システム、医療制度改革、IT化、医療事故、日本医療機能評価システムなど、広範なテーマについて議論する。

さらに、ここでは、各報告論文の後に、フロアからの用語、概念などに限定した質問、それに対する回答を収録する。質問者は、杉野昭博、上村泰裕、相馬直子の三氏である。

(三重野卓)

イギリスNHS改革にみる福祉国家の医療改革の行方

日本福祉大学　近藤　克則

1　はじめに

「ゆりかごから墓場まで」のスローガンを掲げて、イギリスが総合的な福祉国家建設を始めて半世紀になります。福祉国家の一つの柱である医療保障政策は、国民保健サービス(National Health Service、NHS)が『ベヴァリッジ報告』(一九四二年)で提案されて以降、改革が繰り返されてきました。そのなかでも「創立後最大の改革」とブレア政権がよぶ大改革が現在進められています。この報告の目的は、ブレア率いるニュー・レイバー(新しい労働党)のもとで進められているイギリスの医療改革を題材に、新たな段階に突入しつつある福祉国家の医療改革の行方を探ることにあります。

本報告で紹介する内容で特に断りのないものは、以下の情報にもとづくものです。私が二〇〇〇年の八月末から一年間、イギリスのケント大学(University of Kent at Canterbury)社会政策学部に客員研究員として滞在中に受講したＪ・バトラー教授の講義、医療サービス研究センター(Center for Health Services Studies)主催のセミナーをはじめとした各種研究会や学会、医療従事者や研究者、市民を含むいろいろな人へのヒヤリング、診療所・病院の見学、新聞・テレビの報道、ＢＢＣや政府機関のホームページなどで得た情報です。これらでＮＨＳの全体像や改革の方向を確認するなかで、予想以上に「ＮＨＳは危機的状態だ」「医療改革は新たな段階に突入しつつある」という印象を強くしました。その後、裏付けとなるデータや文献を入手し検討するなかで、これは印象にとどまらず確信となりました。

本報告では、ＮＨＳの危機的状況とその原因、ブレア政権が二〇〇一年までに打ち出した改革の基本骨格を中心に紹介します(1)。

2　イギリスの経験に学ぶ意義

日本の医療を考えるときに、イギリス医療政策の動向や改革の経験を学ぶ意義を最初に確認した

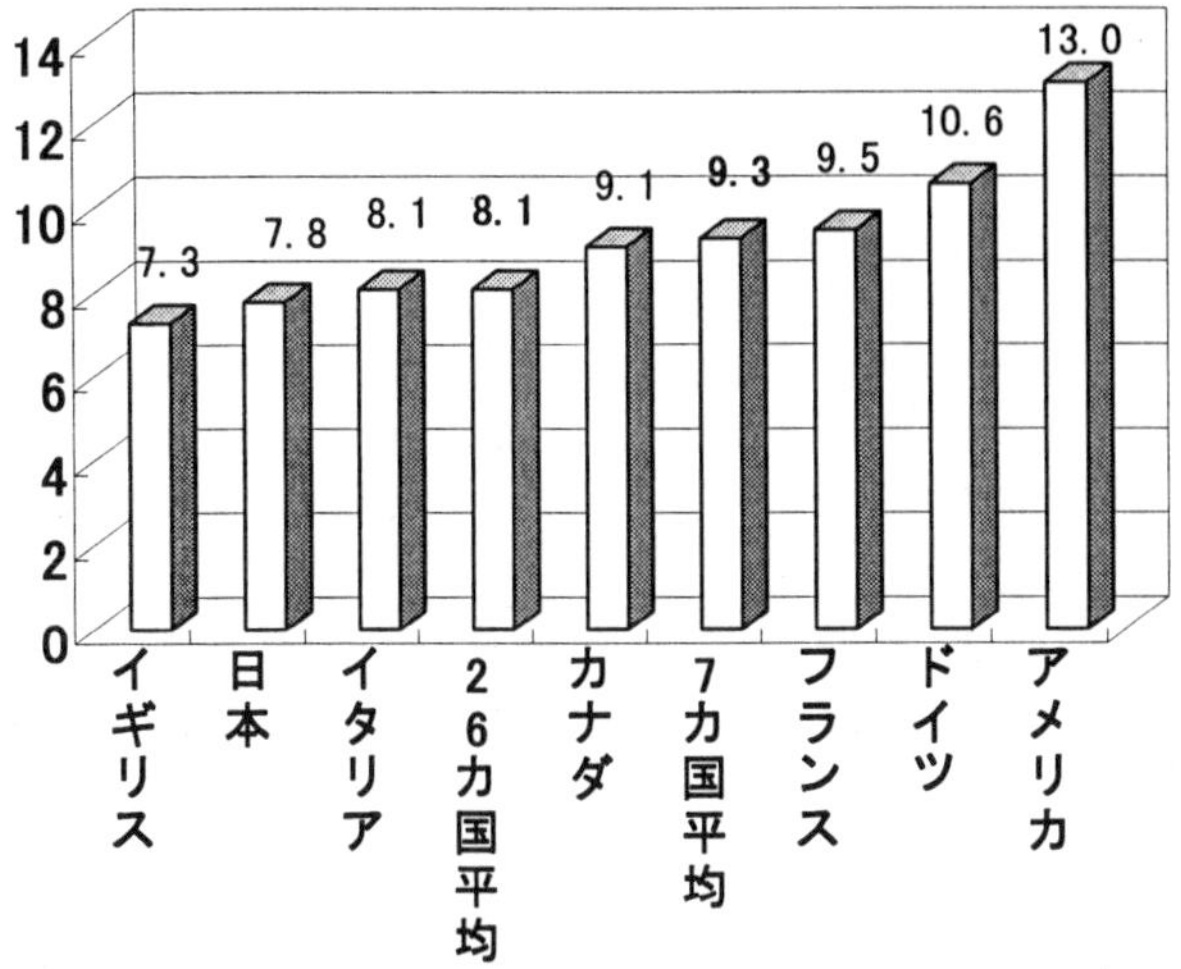

図1　OECD加盟国・先進7ヵ国のGDP比医療費(2000)

資料出所:OECD Health Data 2002

いと思います。両国の医療制度に違いはありますが、日本もイギリスも経済力のある先進七ヶ国であること、医療費ではどちらも徹底的に抑制されていること、医療従事者数が少ない国という面では似た状況にあります。

例えばOECD(Health Data, 2002)によれば、加盟三〇ヶ国中データのある二六ヶ国のGDP比の医療費水準は約八・一%です。**図1**をみて下さい。日本は七・八%、イギリスは七・三%とOECD平均よりも低いのです。医療費水準と国民一人あたりGDPとの関係を国際比較してみると、経済力が豊かな国ほど医療にお金を使っていることが分かっています。その一つの表れが、先進七ヶ国の平均をみると、九・三%でOECD平均よりも高くなっています。つまり、医療費の水準を比較して論じるには、同じような経済力を持つ国と比較すべきことを意味しているのです。そこで、先進七ヶ国でみると、世界一医療費を使っているのがアメリカで、日本は六番目、第七位がイギリスです。つまり日本の下には、イギリスしかない。日本では公的な医療費をさらに抑える方向で論議されています。もし、いっそう抑制されたら、一体どのような状況になるのでしょうか。単純にいえばイギリスの状況に近づくと考えられます。つまりイギリスの経験を知ることは、イギリスという福祉国家の政策を研究することにとどまらず、わが国の医療の行方を占い、学ぶべき教訓を明らかにする意義を持つと考えられます。

3　第三世界並のイギリス医療

最近のＮＨＳ改革を理解するためには、まずそこにいたった過程と現状を理解する必要があります。一九九一年に、保守党が行ったＮＨＳ改革は大きな節目でした。サッチャーらは国営企業を解体し、ＮＨＳなど福祉国家の心臓部の改革も検討したといわれます。しかし、国民が熱烈にＮＨＳを支持しているので、ＮＨＳを解体したら選挙に勝てないと判断しました。そしてＮＨＳの内部に市場を持ち込むが、医療制度のいわば外側にあたる公的な財源によるＮＨＳという枠組みは残す道を選びました。その改革の方向を示したのが、『グリフィス報告』（一九八九年）で、民間企業のマネジメント手法のＮＨＳへの導入が提言されました。内部市場、あるいは擬似市場と呼ばれた新しい仕組みの特徴は、医療提供者(provider)と購入者(purchaser)の分離です。それまではサービスを提供するのも国家公務員なら、それにお金を払う(サービス購入者)も国でした。これを分離して競争を持ち込むことが基本的な戦略だったのです。一般医(General Practitioner, 以下ＧＰと略す)でいえば、予算保持ＧＰ(GP fundholder)を創設しました。このシステムでは入院医療の予算までＧＰに与え、ＧＰが患者を入院させる病院を選び、選ばれた病院が収入を得られます。

一方、病院には独立採算を認めて、トラストという名前の独立行政法人を作りました。これらを同時に導入した結果、病院間で競争を始めたのです。なぜなら、他の病院に競り勝ち、患者を紹介してもらわなければ、多くの収入を得られなくなったからです。一方、ＧＰには、ＮＨＳから与えられた予算よりも安い病院を選んで入院させた場合、差額はＧＰの手元に残るという仕掛けも導入されました。ＧＰには、自分の手元にお金が残せるようできるだけ安い病院を探し、さらに病院と交渉するインセンティブ(動機)が働きました。このような競争の導入には、どのような期待がかけられていたでしょうか。まず、医療の質は、むしろ上がるはずだと期待されました。質を落とせば競争に負けるのだから、競争が激しくなれば、お金をあまりかけなくてもよいだろうと。また、「入院まで長く待たせれば他の病院に患者を取られてしまう」と待機者リストも短くなるはずでした。競争を持ち込めばすべてうまくいくはずだと期待されたわけです。しかし結果は、期待したほどではありませんでした。

第三世界並のイギリス医療

ジャーナリストのP・トインビーら(2)が、イギリスの医療は「第三世界並の医療」と呼ばれていると紹介しています。一体どの程度深刻なのかを、待機者リスト問題や人手不足の問題、その辺りを中心にいくつかの例をご紹介します。

待機者リスト問題

まず、ウェイティング・リスト(待機者リスト)問題について、救急医療とGP医療、専門医療についてみてみたいと思います。

救急医療

二〇〇一年のある一日に、全英の二〇〇を超える救急部門を受診した約四千人の患者を対象にした待機時間の調査があります。医師が「入院が必要だ」と判断してから病棟にたどり着くまでの待機時間(これには診察を受けるまでの待機時間は含まれない)が平均三時間半を超えていました。病院到着後の診察を待つ時間も含めれば、五時間ぐらい待つのはあたり前ということになります。調査報告書で紹介されていた最高記録は、七二時間でした。その間どこで待たされるかといえば、トローリー

(日本ではストレッチャー)と呼ばれる移送用の寝台の上に乗せられて、廊下の片隅で待機します。その上に、三日間です。これほど長時間の待機は全国版のマスコミで報道されるくらいですから、多くないのかもしれません。しかし、半日以上待つ例は珍しくありません。私の暮らしていたカンタベリーのローカル紙にも、五〇時間待たせたことを病院の責任者が謝罪したという記事が出ていたくらいです。

一般医療

救急ではない風邪などの病気で近くのGPに診てもらうのも、イギリスでは原則予約制です。何人かの市民にGPを受診した経験を聞いてみたら、こんな感じが典型的でした。風邪なら、まずGPに電話で相談します。最初は「風邪薬を飲んで様子をみなさい」と指導されます。そこで、二、三日は薬を飲んで様子をみます。それでも良くならないと再び電話します。そうすると「それじゃ二日後なら予約が取れるから、その時にいらっしゃい」といわれます。受診する頃は、症状が出てから五日目くらいだから、風邪症状は峠を越えている。なかには診察室に入った時には、ほとんど治っている場合もあるのです。そこでGPから「人間の体には自然治癒力が備わっているのだよ」などと、指導されるわけです。政府統計を見ても、GPの予約がとれたのが二日以上先であったという患者が半数以上でした。

専門医療

専門医療でもかなり待ちます。病院の専門医に「入院あるいは手術が必要だ」といわれ、入院待機者リストに名前を載せられて待っている入院待機者がとても多いのです。入院待機患者リストの長さが、印象に残るエピソードを経験しました。総選挙を目前に控えた二〇〇一年四月になって、全英の入院待機者リストの三月分統計が発表されました。二期目を狙うブレア政権は誇らしげに「我々は公約を超過達成した」と宣伝を始めました。前回の選挙のときに「我々は待機者リストを一〇万人分減らす」と公約したが、一六万人分も減らしたからです。しかし、マスコミの反応はとても冷ややかでした。なぜか？　一六万人分減っても、残っているリストの長さが半端ではないのです。なんと一〇〇万人残っていたのです。そのなかには、一年半以上待っている人が全国で一〇〇人以上もいるというのです。しかも、これらには、ＧＰが専門医を紹介してから専門医に診てもらえるまでの期間や、専門医受診後の検査結果が出るまでの期間は含まれていないのです。

人手不足

このような待機者リスト問題の背景にある人手不足に話を移します。

医師・看護婦不足

政府も医師が一万人、看護師が二万人足りないと認めています。以前は、毎年約一万一千人が医師登録していたが、最近は八千七百人しか登録しなくなってしまいました。二六％も登録者が減少したことになります。養成する数は減ってないのになぜでしょうか。実は海外への流出です。イギリスで医師免許を取ると、英語圏の国であれば言葉の問題もないので、アメリカでも、オーストラリアでも、カナダでも、どこへ行っても仕事ができます。イギリスＮＨＳの医師・看護婦の労働条件は、とても悪い。例えば、看護師の給与は、同学歴の女性に比べて、三分の二程度にしかならないそうです。今のイギリスの景気は良いので、バブル期の日本でもあったように、資格を取った新卒の看護師や薬剤師が、資格を生かさないで、給料の良い民間企業に入ってしまうという現象も重なって、医療における人手不足がより深刻になっています。

人手不足の解決策が「イギリスならでは」のものです。いわば輸入しているのです。海外からの医師、看護婦を受け入れようと、積極的に募集活動をすると、世界各国から応募があります。ヨーロッパ大陸からもスペインやポルトガル、ドイツからも応募者があります。アジアからもフィリピンなどから、語学試験を通った看護師とか医師が歓迎されます。イギリスは最近では、移民の受け入れに消極的だが、医療従事者の資格を持つ場合には、（この政策についての批判はあるが）優先的に受け入れています。その規模は、看護婦で年間五千人に上る相当な規模です。

ＧＰの診察時間の英米比較

人手不足と関連する象徴的な数字として、患者一人あたりのＧＰの平均診療時間を英米で比較してみましょう。プライマリ・ケア発祥の地イギリスのＧＰが、一人の患者を診る診療時間は平均九・四分というデータがあります。これに対し、専門医療重視の印象が強いアメリカの方が、実は長い時間をかけています。アメリカのＧＰは、実は二〇分とイギリスのＧＰの二倍も診療にかけているのです。

二倍の違いをもたらしているものは何でしょうか。マクロでいえば、人口あたりのＧＰ数が影響します。また医師数は医療費総額に比例します。医療費のうち人件費が占める割合は、薬剤や検査費用などよりも大きいからです。

そこでイギリスとアメリカのＧＤＰ比の医療費水準を比較してみると、これまたおよそ二倍と、一人あたり診療時間における二倍の差とぴったりあっており、興味深い。残念ながら日本の開業医の平均診療時間を調べた調査を私は知りません。私が臨床医として、病院外来診療をやっている経験では、イギリスを少し上回るくらいかもしれません。これもＧＤＰ比医療費水準でみて、日本はイギリスを少しだけ上回るのと、相関しているとみることもできます。医療にお金をどれだけ投じるかは、医療分野にどれだけ人（医師や看護師など医療従事者）を投入するのかを規定しているのですから。

研修医の長時間労働

救急医療で待たされる一つの理由は、救急部門で患者を診る医師が足りないことです。イギリスでも日本と同様、体力のある若い医師や研修医が、とても厳しい労働条件のなかで救急医療の現場を支える労働力となっています。この研修医たちの労働時間がマスコミでも取り上げられていました。

フランス・ドイツなど大陸にあるEU加盟諸国では、研修医であっても週四八時間を越える労働は禁止されています。これは日曜日だけ一日休んで、土曜日まで週六日働いたとして、一日八時間労働が上限ということです。イギリスは医者が足りないので、四八時間を上回る五六時間が上限となっています。これは日曜日まで週七日休まずに働いて毎日八時間にあたります。もし、週休二日にしたければ、毎日三時間以上残業するというのが基準上限です。しかし、問題になったのは他のEU諸国を上回る研修医の労働時間の上限ではありません。実態を調べてみたら、五六時間という上限を超えて働いている研修医が六割もいたというのが問題なのです。現場は忙しく奮闘しているのだが、それでも追いつかないというのがイギリス医療の現状です。

4　「第三世界並の医療」の原因は何か

以上述べてきた、待機者リスト問題や人手不足などの原因は何でしょうか。すでに述べたなかでいえば、人口あたりの医師数が他のヨーロッパ諸国に比べると少ない、養成が追いつかないことです。給料の安さ、仕事の多さ、土・日も働いてあたりまえの厳しい労働条件、これらの理由から、医師や看護婦が海外へ流出していることがあります。さらに、その原因は何か、イギリス国民の誇るＮＨＳがこんな「第三世界並の医療」になってしまった原因は何かについて、いろいろなイギリス人に意見を聞いたり、文献を読んでみたりしました。それらを私なりにまとめると、次の四点になります。

多くの人が、口をそろえて一番目に挙げる理由は、長期化した低医療費政策です。これほど長期間、これほど医療費を抑制し続ければ、量的に供給不足になって当然だというのです。

二番目には、ＮＨＳの組織が巨大化・肥大化した点です。ＮＨＳは、イギリスだけでなくヨーロッパでも最大の雇用主であり、働いている人が一〇〇万人を超えるといいます。組織は肥大化すれば、官僚制度の弊害が生じやすくなり、組織効率が落ちてきても不思議ではありません。

三番目には、繰り返される制度改革による混乱です。サッチャーの時代から、何とかＮＨＳの危機的状況を改革できないかと、ほとんど二〜三年ごとにいろいろな機構改革が行われました。しかし、それに伴って必要とされる書類書きの仕事(ペーパーワーク)が増え、現場はますます診療にあてる時間を削るか、時間外労働を増やすしかなくなったという面があります。その結果、待機者リストは減らず、人手不足は解消されず、疲労感が増しています。

深刻な医療従事者の士気の低下

四番目が、職員の士気の低下です。士気の低下を客観的に評価するのは難しいことですが、イギリスの医療従事者の士気低下をいろいろな面から私は感じました。

私の経験からいえば、日本であれば救急患者に緊急手術が必要な事態が発生した場合にも、予定されていた手術が終わってから、あるいは患者家族に説明して順番を入れ替えることはあっても、その日のうちに予定手術、緊急手術の両方をやってしまうと思うのです。しかし、イギリスでは、例えば救急患者の緊急手術を二件やると、一日五件が限度などといって、予定されていた手術を一〜二件延期してしまうらしいのです。また、日本では考えられない例として「今年の予算が底をついたので、一二月一五日から三一日まで、当院は閉鎖します」という話が本当にあるらしいのです。私も医療従事者として、イギリスの待機者リスト問題の深刻さを知るにつれ、「これほど待たせていいのか」と疑問に感じました。そこで、この疑問をイギリスの医師や看護師の何人かに、率直にぶつけてみました。すると彼ら彼女らの答えには「診られるはずがない」という「あきらめ」が強くにじんでいたのです。これらの背景には、もちろん日英間に社会習慣や制度の違いがあり、それらがもたらしている面もありますが、医療従事者の士気に違いがあることは肌で感じました。

同じ患者数でも、士気が高いところであれば「何としてでもすべての患者を診よう」と努力するが、もうくたびれ果てて士気が低下してしまうと、「すべての患者を診られるはずがない」とあきらめてしまいます。同じ予算とか、同じベッド数とか、人手が同じでも、生み出されるサービスの産出量は質にも量にも差が出てくるでしょう。イギリスの医療従事者の士気低下を象徴する数字やエピソードをいくつか紹介します。

医師の場合

まず医師の自殺率をみると、他の同学歴の専門職に比べると、実に二倍に上っています。自殺者にはうつ状態の者が多いことが知られています。氷山の一角である自殺者の水面下には、より多くの無力感に囚われている、うつ状態の医師も多いことを示唆しています。また、ＧＰを対象にした調査で、七五％の人が六〇歳前に辞めたいと答えています。本当に彼らが早期退職をすれば、医師不足に拍車がかかり事態はさらに深刻になるでしょう。さらに『英国医師会雑誌』（ＢＭＪ）という、医学的にも権威のある雑誌の巻頭言をめぐるエピソードがあります。その巻頭言に、「なぜ医師はこれほど不幸なのか」というタイトルの論文が載ったのです。これに共感する読者からの投書が相次いだそうです。

看護師の場合

次に、看護師の自殺率は医師以上です。それは、同学歴の他職種に比べ二倍どころではなく四倍にも上るという調査結果が国会でも取り上げられました。労働組合(UNISON)の調査では、八七%の人が退職を考えたことがあって、実際に年に二一%の看護婦が病棟を離れています。退職を考える理由の六割が給料の低さといいます。私はターミナル・ケアにも興味があるので、世界的に有名なホスピス発祥の地、セント・クリストファー・ホスピスを視察してきました。そこで看護部長に一番の悩みの種を聞いたら「看護婦不足」という答えでした。世界で名が知られているホスピスであっても、看護婦が来ないのです。その理由は、NHSと同等の看護婦給与では、居住費生活費が高いロンドン市内に住めないからだというのです。

また、看護師を志しながら断念する人も増えています。看護学部というのはイギリスでも人気があるが、途中で辞める人が一七%もいるというのです。その一つの理由は、就職後の厳しい状況を聞いて、看護師としての将来に希望を持てなくなることだといいます。

5　ブレア政権のＮＨＳ改革

以上のようなＮＨＳの危機的状況は、程度の差や問題の現れ方は異なるにしろ、以前からみられたものです。そこで、このような状況を解消するためサッチャーら保守党は、競争や内部市場を持ち込むことで、効率を高めつつ質も高めると主張し試みました。しかし、部分的に改善がみられたにしても、状況は全体としては行き詰まりをみせていました。そこに登場したのがブレア率いるニュー・レイバー（新しい労働党）政権でした。ブレア首相は、選挙公約でもあったＮＨＳ改革にさっそく着手し、半年後には白書（*The new NHS*, 1997）[3]で、改革方針を示しました。新しく作った機関・仕組みには、後で説明するように、ＮＩＣＥ（National Institute for Clinical Excellence）、ＣＨＩ（Commission for Health Improvement）、ＮＳＦ（National Service Framework）、ＰＡＦ（Performance Assessment Framework）などいろいろなものがあります。これらを一つ一つ説明することから始めると、全体の枠組みやねらい、各機関の全体のなかでの位置づけが分かりにくくなります。そこでまず、ブレア政権の政治思想といわれる「第三の道」や、医療に限らず全行政部門で取り入れた手法の背景にあるニュー・パブリック・マネジメントの考え方など大きな枠組みから述べたいと思います。

第三の道

まずはニュー・レイバーを支持する側の言い分を紹介しましょう。彼らにいわせれば、一八年前まで政権を担っていた時代の、古い労働党（オールド・レイバー）は、効率と公平のどちらを重視していたかと問われれば、公平をとって効率は軽視していました。これが「第一の道」でした。これに対し「第二の道」とは、サッチャーら保守党が選んだ道で、効率を最優先して、効率改善のためには公平を犠牲にすることも厭わなかった。これは我々とは相容れない道であるといいます。しかし、保守党から学ぶべき点はある。それが効率重視です。ニュー・レイバーは、サッチャーがやったことでもいいものは残す、だめなものは変える。ニュー・レイバーは、公平も効率も、ともに重視する「第三の道」をとると宣言したのです。一方、「第三の道」については、「スローガンだけで中身がない」「理念は立派だが、はたして実現可能なのか」など厳しい評価もあります。

三つの残すべきもの

ＮＨＳ改革の基本方針は、白書（*The new NHS*）ではじめて示されました。そこでは、保守党が残したものも含め残すべきもの三つと、廃止するべきもの七つがあるとされました。残すべき三つとは、第一に医療計画部門と提供部門を分離すること（purchaser provider split）、第二に、プライマリ・ケア重視、第三は、中央政府から現場により近い部分に権限を委譲することです。以前はＮＨＳ全体で一つの組織でありすべての方針を中央で決めていたものを、一九九一年の改革で、より現場で近いところでの意思決定を可能にするように、二つから三つの病院単位でトラストと呼ばれる独立採算制の運営体を作り、このトラストに人事権を含めた運営責任を委ねていました。これは残して、強化するというスタンスです。

七つの廃止すべきもの

一方廃止するべきものは、七つあるとしました。例えばプライマリ・ケアの主体は、約四千もあり、分断(fragmentation)されていました。ＧＰファンドホルダーに代表される従来の個人単位でのやり方は小規模すぎるとして、地域ごとに五〇人ぐらいのＧＰをプライマリ・ケア・グループと呼ばれるグループに束ね、全英で運営主体を約四〇〇に統合します。また、今までのやり方では、財政や競争の面ばかりが強調されてきたが、これらだけでは事態は改善しません。財政だけでなく臨床的なニーズ、言い換えれば医療の中身も重要であり、競争でなくパートナーシップ(共同・協力)が必要だとしました。より具体的には、最善の医療実践(ベスト・プラクティス)というものが何かを根拠に基づいて明らかにすること、そしてそれらを共有すること、これらの仕掛けを同時に作るとしました。つまり効率だけではなくて、効果や医療の質を評価し、標準とすべき内容を共有すると宣言しました。スローガンは、質とパートナーシップの重視です。他には、手続きの煩雑さに伴う無駄を排除して取引費用(コスト)を削減するため管理費用に上限を設けること、従来の単年度主義を改め三年から五年のより長期の契約にして「五年間で質をここまで上げる」というような質を高めることを重視すること、理事会機構の閉鎖的であった部分をオープンにして市民の参加も歓迎すること、などに取り組むとしたわけです。

ニュー・パブリック・マネジメントの枠組み

新たに導入されたいくつかの機構は、ニュー・パブリック・マネジメントの枠組みのなかに位置づけると、そのねらいが分かってきます。ニュー・パブリック・マネジメントとは、民間企業の経営手法や競争原理を行政（パブリック・セクター）のマネジメントにも導入しようとする考え方や手法を指すものです。いろいろな特徴の挙げ方があるが、品質管理を重視するというトレンド、現場による意思決定を重視して権限の委譲を進めるというトレンド、それから評価を重視するというトレンドの三つにまとめられます。「ファースト・クラス・サービス」という政府文書に、ブレア政権下で創設された各機関や手法が、それぞれどのような関係に位置づけられるのかを、図示したもの（**図2**）があります。これに沿って、三つのトレンドをどうやって医療分野に導入しようとしたのかを紹介したいと思います。

上段にあるフレームワーク（ＮＳＦ）とＮＩＣＥのねらいは、明確な医療の質に関わるスタンダード、言い換えればめざすべき品質の目標を設定することです。根拠にもとづく医療（Evidence Based

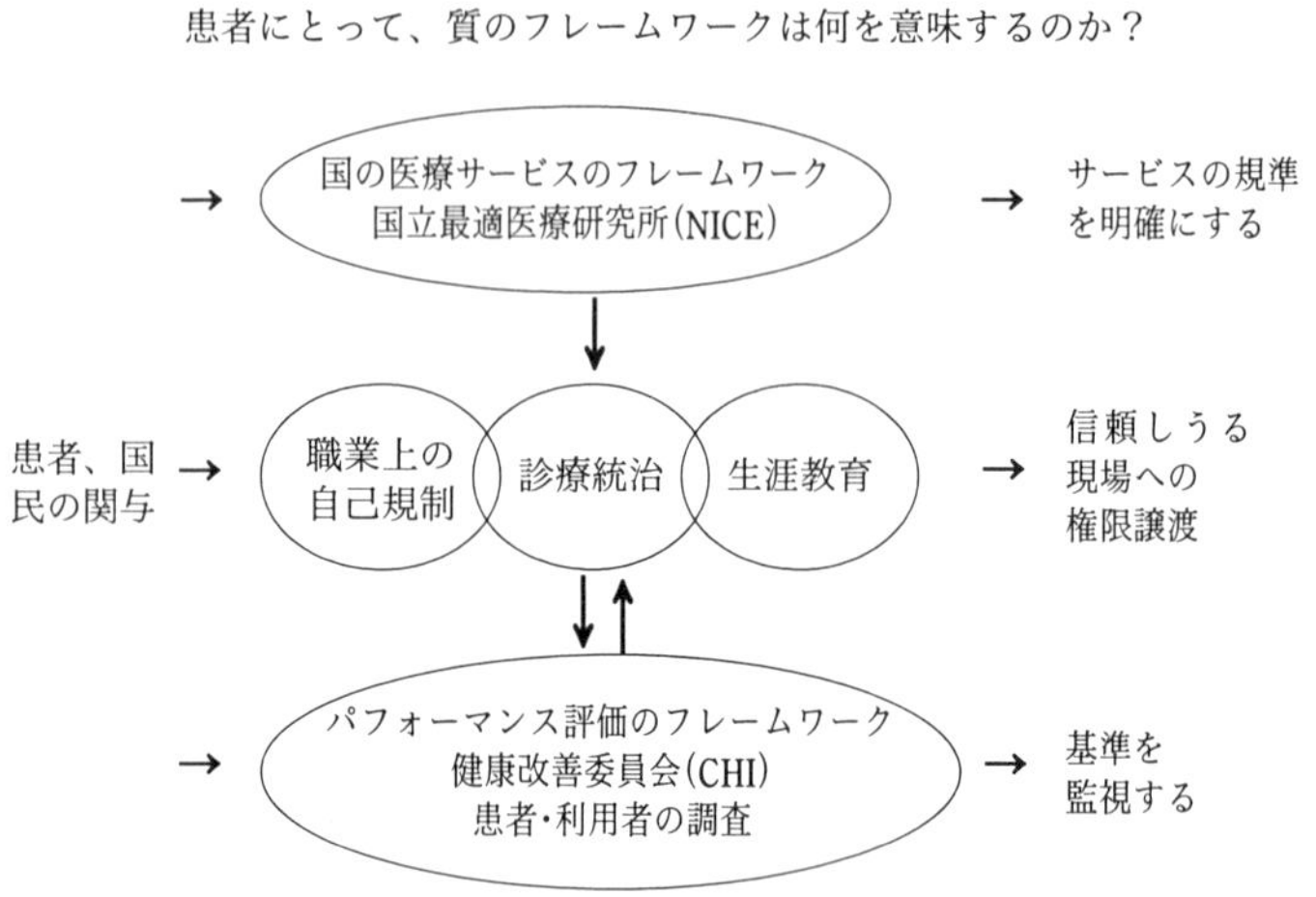

図2　ＮＨＳの質を確保するためのフレームワーク

出典：http://www.doh.gov.uk/
“A First Class Service– Quality in the new NHS”より引用

Medicine, EBM）をめざして、医学界も納得する根拠に基づいて、医療の中身にまで踏み込んだ「あるべきベスト・プラクティス」を明示することを国の責任で進めました。これが一つ目の大きな特徴です。

二番目の「現場による意思決定の重視」が中段にあたります。めざすべき目標は国が示すが、それに近づくための具体的方法や日々の運営については、臨床現場・専門職の意思決定に任せるという考え方で、これをクリニカル・ガバナンスと呼んでいます。具体的には、病院から提供される二次・三次医療については各トラストに、診療所から提供されるプライマリ・ケアについては各プライマリ・

ケア・グループに任せます。また、自己規制とか、生涯研修とかは、各専門職に委ねるとしています。

一方、任せたというだけでは責任が取れません。責任を果たすために、国として何をやるのかといえば、委ねた結果として成果があがっているかどうかをチェックしモニターする仕掛けを作りました。それが図の下段にあたるＣＨＩによる監査であり、一種のベンチマークであるＰＡＦによる評価です。

この三番目の「評価の重視」は、他の二つと密接な関係にあります。評価するには、何らかの基準・ものさしが必要です。それを示したのが一番目に述べたＮＩＣＥやＮＳＦで示されたスタンダード「品質目標」です。これを各トラストやプライマリ・ケア・グループなど臨床現場がどれくらい達成しているのかを、評価するわけです。また、よいクリニカル・ガバナンスで成果をあげたところには報酬を与える一方、何年もうまく運営されないところには改善計画を出させ、それでも改善しなかったら隣のうまく運営しているグループに吸収するとしました。これは、二番目の「現場による意思決定や運営の重視」の表れでもあります。

ニュー・パブリック・マネジメントの考え方や手法は、実は保守党の時代から持ち込まれていたものです。ニュー・レイバーのそれと保守党のものとの違いは何でしょうか。保守党時代は、やはり「効率の重視」というのが一番前面に出ていました。それに対し、ブレア政権では、それに加えて

「医療の質」と「公正」、この二つもあわせて重視するという考え方とそれを保障する仕組みの導入が図られた点が新しいと思われます。

以上のニュー・パブリック・マネジメントの枠組みを確認した上で、それぞれの取り組みについてのより詳しい説明に入ります。紙幅の都合で、第一の「目標の設定」と第三の「評価の重視」を中心に述べます。この二つが、国として取り組んだ政策として重要と思われるからです。

医療の質と効率をともに高める基準の設定

医療の質と並行して効率を向上させる取り組みとしては三つあります。一つ目は日本でも有名になってきた根拠に基づいた医療（ＥＢＭ）であり、二つ目がＮＳＦ、三つ目がＮＩＣＥです。

根拠にもとづく医療（Evidence Based Medicine、ＥＢＭ）

現在行われている診断や治療など医療行為は、病態・病理研究にもとづく推論や経験的に行われてきたものの蓄積です。実は、これらのなかには臨床効果を厳密に評価する無作為化対照比較試験という臨床疫学的研究を行ってみると効果が立証されないものも含まれています。例えば、虫垂炎（俗にいう「盲腸」）など下腹部の手術の前に行う剃毛がそれです。雑菌が潜んでいる可能性のある毛を剃ることで、術後の感染症の予防効果があると信じられ広く行われてきました。しかし、臨床疫学的研究により、剃毛すると感染症の頻度はむしろ増え、剃り傷ができるだけ有害であることが判明しました。必要といわれたために、(看護婦さんが若かったりすると一段と)恥ずかしい思いを我慢していた患者の負担のみならず、看護婦が掛けていた手間や剃毛に起因する剃り傷の治療費など、すべて完全な無駄だったのです。このような無駄な医療行為をやめ、「有効」という根拠のある医療行為だけを行うEBMを実践すれば、医療の質を下げることなく(むしろ上げつつ)医療費の節減が可能となるわけです。

EBMを実践するには、今までに行われてきた臨床疫学的研究を集めたデータベースやそれを体系的にレビューした二次的データベースが不可欠です。これらの情報源の二つが、イギリスNHSが母体あるいは支援者となり生まれています。一つはコクランライブラリーというものです。プロフェッショナル・フリーダム(専門職の自由)を重視したのでしょう。現在は国際的な非政府組織による共同事業として運営されているけれども、これの誕生経過をみると、NHSが関与しています。もう一つは『クリニカルエビデンス(*Clinical Evidence*)』という本があります。この本には、体系的にレビューした結果にもとづいて、いろいろな治療法について、それぞれ「有益(beneficial)」から「恐らく無効または有害(likely to be ineffective or harmful)」までの六段階の評価が記されています。六ヶ月毎に改訂され、日本語版も出ていて、日本の医師も利用しています。この前書きをみると、やはりNHSの高官がこれに関与したということが書かれています。

この様に、財政誘導だけに頼らず医療の中身にも踏み込むことで、医療の質と効率を共に高めることを重視しているのです。

ＮＳＦ

ＮＳＦ（National Service Framework）は、ＮＨＳが提供すべき医療サービスのスタンダードを国として示したものです。枠組み（framework）とは、ＥＢＭにもとづきつつもＥＢＭにおいて評価の対象となる個別の治療法を超えて、複数の医療行為を組み合わせたものです。疾患ごとに、予防からリハビリまでの一連の医療行為や、心のケアや家族のケアなど総合的に行うべきことまで、医療サービスの枠組みが記されています。すでに癌、冠動脈疾患、糖尿病など、六分野で開発が終わり公表されています。

ＮＩＣＥ

ＮＩＣＥ（National Institute for Clinical Excellence）は、ＮＨＳの組織の一部として、一九九九年にできたものです。ＥＢＭ（医療内容あるいは技術の効果）と費用効果分析（医療経済的な側面あるいは効率）との両面をともに重視して、どの医療技術がＮＨＳで保証されるべきなのかを医療技術評価する機関です。より具体的には、健康増進から診断、治療にいたるまでの医薬品、医療機器など、いろいろな医療技術・製品について、投入する費用に見合った効果があるかどうかを評価します。すでに、疾患別、分野別に三〇項目以上について発表されています。

以上紹介したＮＳＦもＮＩＣＥのレポートも、ホームページで公表されています。誰でもアクセスして調べられ、医師や病院に対して「この薬を使って欲しい」と交渉できるようにしたのです。

公正を重視する取り組み

次に公正をめぐる動きを三つ紹介します。

一つ目は、公正重視の政策の必要性を公認したことです。まず、ブレア政権は、D・アチェソン(Acheson)卿を委員長とする「健康の不平等」に関する独立調査委員会を設置しました。かつて、『ブラックレポート』(一九八〇年)で、その人の属する社会階層や所得など社会経済的因子が低いほど病気が多く死亡率が高いという「健康の不平等」があることが報告され注目を集めました。NHSにより貧富にかかわらず医療が受けられるようになったので、イギリス人の健康状態の格差は解消に向かっていると信じられていたのに、それがくつがえされたからです。その後およそ二〇年経って格差が解消したかどうか再検討を委員会に命じました。その結果、平均寿命は伸びたが健康格差は縮小しておらず、むしろ拡大している部分もあるとアチェソン委員会は報告(4)しました。また、同じ一九九八年の政府文書(5)でも、貧困や失業など社会経済的因子と不健康の関連を認め、国としてこれらの問題に取り組むことを宣言しました。

二つ目は、地域格差是正への取り組みです。イギリスの死亡率や有病率などには、地域格差があり、北に行くほど不健康で、南に行くほど健康で長生きしています。その要因としては、提供される医療サービスや経済力・失業者数などの地域格差が指摘されていました。すでに述べたＮＳＦ・ＮＩＣＥの医療技術評価レポートの公表にも、この医療サービスの地域格差是正策としての意味もあります。全英のＮＨＳで提供されるべきサービス・医療技術が設定され公表されること、その遵守状況がＣＨＩやＰＡＦだけでなく患者からもチェックを受けることを通じて、地域格差が減少することが期待されています。

背景には「郵便番号によるくじ引き(postcode lottery)」と呼ばれる問題がありました。これは住んでいる居住地(の郵便番号[postcode])によって、受けられる医療に格差があることを意味しており、訴訟にまでなって社会問題化していました。例えば、ロンドンであれば使われる新薬が地方では使われず、そのために助かったかもしれない白血病の少女が死んだ事件をめぐる訴訟です。同じ税金を負担し同じ医療を受ける権利があるはずなのに、居住地の違いで受けられる医療サービスに違いがあるのは不公平だという訴えでした。これをブレア政権は放置せず、全国で保証されるべき医療サービスの枠組みや医療技術を明示し公表する仕組みを導入したわけです。

三つ目に、社会経済的因子による健康格差(health gap)の減少に国として取り組む行動計画(action plan)を公表しました。地域格差だけでなく、ジェンダーや人種をはじめとするマイノリティー問題、貧困や失業の問題なども含めた一一分野にわたるものです。医療政策の枠を超えて、これらの社会経済的因子や環境が健康と強く関連していることを認め、それに対して取り組む方向を述べています。

二つの評価方法

以上のような国としてやるべき標準の設定や政策は進めるが、日々の臨床面における統治（クリニカル・ガバナンス）は、プライマリ・ケア・グループ（ＰＣＧ）や各病院を運営するＮＨＳトラストに、権限を与える方向の改革を進めました。国としてもう一つ行うべきは、行われている医療やその結果をモニターし監査する評価です。これに該当するのがＰＡＦとＣＨＩの二つです。

ＰＡＦ

イギリスでは、行政のあらゆる分野にベンチ・マーキングを導入しています。これはできる限り測定可能な指標（インディケータ）を作って、業績（パフォーマンス）を数字で評価しようとするものです。この手法が、医療分野にも導入されています。

ＰＡＦ（Performance Assessment Framework）は、最初は数十項目から始まったが次第に増え、今は数百の項目があります。例えば、入院患者のうち入院待機期間が六ヶ月未満であった患者の割合や平均在院日数などのプロセスデータだけでなく、アウトカムデータである糖尿病患者で網膜症ありと診断されている患者の割合や脳卒中患者で入院後三〇日以内に死んだ割合など疾患別のものも含んでいます。分野でいうと二五分野、心疾患、肝疾患、成人病から精神保健領域、高齢者、喫煙などなど実に多面的です。指標は七領域に分けて設定されていて、効率だけではなく、健康のアウトカムやアクセスなどの公平さ、例えば貧困層の受診率にも着目しています。日本でも医療機能評価機構による病院評価が行われていますが、まだストラクチャー中心であるといわれています。イギリスのＰＡＦはアウトカムレベルにも踏み込んでいるのが特徴です。

また、すべての病院、トラスト、地域別、そして全英の数値なども公表されているので、病院間の比較、地域差の比較、年次変化も分かります。しかも単純な集計結果だけではありません。死亡率や在院日数は、患者の年齢や病気の重症度などの影響を受けるので、それを統計学的に調整した結果が公表されています。全英の平均を一として、統計学的に調整した後でも有意に長いとか低いとかが、病院ごと、地域ごとに公表されています。つまり、「自分のかかっている病院の死亡率は、他の病院よりも有意に高い。しかも、昨年より悪化している」などという恐ろしい成績も分かってしまうのです。

前半で紹介した待機者リストが一〇〇万人に及ぶとか、その基準労働時間の上限を超えて働いている研修医が六割もいるよという数字が分かるのは、すべてＰＡＦで公表されているおかげです。

ＣＨＩ

ＣＨＩ(Commission for Health Improvement)は、一九九九年に創設された、政府から独立した公共機関です。ここは評価活動を中心とする四つの役割を持っています。それは「レビュー(review)」と「スタディ(study)」と「インベスティゲーション(investigation)」と「リーダーシップ(leadership)」と呼ばれています。

ホームページの説明をみると、「レビュー」というのは、四年に一回、全トラストとプライマリ・ケア・グループの現地調査を行うもので、日本でいうと医療監査にあたるものと思われます。「スタディ」は、先程紹介したNSFとNICEが発表したガイドラインを遵守しているのかどうか、それが何%の患者に提供されているのかなどを、評価するものです。ただし、ホームページによれば二〇〇二年の夏の段階では未実施だそうです。

三番目の「インベスティゲーション」は、医療事故についての調査です。イギリスでも医療事故が多発している。医療事故が発生したときに、CHIが主体となって調査を実施します。

最後の役割は「リーダーシップ」です。以上の評価活動から明らかになったベスト・プラクティスを全英に紹介普及する役割です。あるいは医療事故については、教訓として引き出される防止策を全国に普及するリーダーシップを国の機関として取ると明記されています。

PAFとCHIとの違いは、PAFが量的に評価するのに対して、CHIは質的に評価することにあります。量的評価法であるPAFのとりえは、一元性や比較可能性です。しかし、医療(サービス・政策・プログラム)は複雑なので、数値で捉えられないものはいくらでもあります。それを質的な方法で個別性に着目して評価するのがCHIです。PAFとCHIは、相補的な関係にあると考えられます。

6　医療費を大幅に拡大するNHS Planへ

ブレア政権下のＮＨＳの主な動きを年表形式で書き並べてみると、表1のようになります。九七年に登場してから、実に様々なことに取り組みました。しかし、二年半経っても状況はあまり改善しませんでした。そこで二〇〇〇年の一月に、打ち出されたのが新たな医療費を投入する宣言でした。その規模は、五年間でなんと五〇％も増やすというものです。そしてその医療費の使い方の基本方針を示したのが、七月に発表された *The NHS Plan*(6)という白書です。医療費をＧＤＰ比で一・五倍にするという根拠は、ヨーロッパ諸国の平均レベルにすることにあります。ＧＤＰ比の医療費水準は、イギリスが七％台、ドイツ・フランスが一〇％前後、先進七ヶ国の平均が九％です。七％から一〇％にするためには、一・五倍にしなくてはいけないということです。このNHS Planを、日本の医療制度改革論議と比較してみると、大きな違いが二つあります。一つは、日本の論議が医療保険制度改革に話が集中しがちなのに対し、NHS Planでは、医療供給面に踏み込んでいるということ。もう一つは、数値目標を掲げていることです。例えば、投資計画の数値目標として、病院を一〇〇以上造るとか、ベッドを七〇〇〇以上増やす、看護婦二万人、専門医七五〇〇人増やすなどと明記しています。医療費拡大により何が実現するのか国民に分かりやすく理解が得られやすい

表１　ブレア政権下でのＮＨＳの主な動き

1997年	５月ブレア政権成立
	12月白書 *The New NHS– Modern/ dependable*
1998年	２月緑書 *Our Healthier Nations*
1999年	４月 Primary care group 導入
	NICE 設立
2000年	１月ブレアが大幅な医療費投入方針を発表
	10月 *The NHS Plan*
2001年	６月総選挙

一方で、それを達成できなかった場合、公約違反であることが一般市民にもすぐ分かってしまう方法です。それにもかかわらず「公約実現・目標達成に向けてがんばるのだ」と、数値目標を公表して取り組むスタイルであることが大きな特徴です。

7　おわりに

福祉国家イギリスにおける医療改革を要約すれば、次のようになります。低医療費政策などのために荒廃した医療は、内部市場による競争導入だけでは改善しませんでした。そこに登場したニュー・レイバーが、公正や医療の質も重視する第三の道を医療でも追求しました。手法としては、品質管理や現場での意思決定、評価を重視するニュー・パブリック・マネジメントの手法を取り入れました。しかし、それだけでは不十分だと、さらに医療費水準を五年間で一・五倍に引き上げる計画をたて、医療供給面の改革に着手したのです。

イギリスの経験は、福祉国家の医療政策が、転換期を迎えていることを示唆しています。医療保障と医療供給のシステムを立ち上げた第一段階から、医療費の増大をどう抑えるのか費用抑制が問われた第二段階を経て、今や、第三段階に突入しつつあると考えられます。そこでは、効率だけでなく、医療費に見合う効果（質）や公正が評価され説明責任が問われるシステムの構築と引き替えに医療への投資が拡大する新しい段階です。

イギリスの医療改革を踏まえて、日本のことを振り返ってみると、日本はいまだ第二段階の公的医療費を抑制する段階とみることができます。が、はたして日本の医療はこれ以上公的医療費を抑制してもイギリスのように荒廃しない保証はあるのでしょうか。医療費を抑える余地が日本医療のどこにあるのか評価は十分され説明責任は果たされているのか、医療供給面への投資は考えなくても良いのか、などが今後問われるべきです。これらについては、別の機会に（「『医療費抑制の時代』を超えて」医学書院、印刷中）論じたいと思います。

注

（1）ＮＨＳ改革の全体像や日本の医療政策への示唆については、『公衆衛生』誌（医学書院刊）の連載「私の見たイギリス保健・医療・福祉事情」をもとにした「『医療費抑制の時代』を超えて」（医学書院、印刷中）を参照。

（2）Toynbee P.Walker D., *Did Things Get Better? An Audit of Labour's Successes and Failures*. Penguin Books, 2001.

(3) Department of Health, *The New NHS*, 1997.
(4) Department of Health, *Independent Inquiry into Inequalities in Health: Report* (*Chairman: Sir Donald Acheson*), The Stationary Office, 1998.
(5) Department of Health, *Our Healthier Nations*, 1998.
(6) Department of Health, *The NHS Plan, A Plan for Investment. A Plan for Reform*, 2000.

質疑応答

質問I　武川正吾（東京大学）　ナショナル・サービス・フレームワークが六分野で開発済みという話がありましたが、具体的にいうと、どのような病気に対して、どのようなことが決まっているのでしょうか。

近藤　私の専門は、リハビリテーション医学なので、なじみのある高齢者医療分野のナショナル・サービス・フレームワークを例にあげて説明します。最初に、理念が書いてあります。「年寄り差別するな」とありますから、現実には年寄り差別がかなりあるらしい。

高齢者に多い脳卒中の項をみますと、脳卒中患者は専門的なチームによって治療されるべきであると書いてあります。脳卒中患者さんばかり集めて専門的なチームで治療する脳卒中病棟で治療すると、一般病棟で治療する場合に比べ、生命予後も退院時の機能状態もよいという研究結果・エビデンスが出ています。そこで、脳卒中病棟で治療するのを標準にすべきだというわけです。さらにリハビリテーションをできるだけ早く始めるべきだとか、あとは家族へのサポートをするべきであるとか、基本的な考え方が書いてあります。細かいこと、例えば「この薬を使う」などとは書いてありません。

脳卒中の項全体で、わずか一五ページです。私も『脳卒中リハビリテーション――早期リハからケアマネジメント』（近藤克則他編、医歯薬出版、二〇〇〇）という本を編集しましたが、三〇〇ページを超えてしまいました。一五ページしかないのですから、本当に基本的な考え方、枠組み（フレームワーク）レベルのものです。

武川　現場の判断や裁量の余地が認められるにしても、一応基本的な標準ということになりますか。

近藤　そうです。現場の判断を重視する姿勢を表すキーワードとして「クリニカル・ガバナンス」という言葉も使われています。

質問Ⅱ　杉浦昭博（関西大学）　イギリスの場合、ＮＨＳ以外にプライベート・セクターの部分がありますよね、私的診療の。その部分は、どの程度なのでしょうか。

近藤　医療費の規模でいいますと、数%でしょうか。決して大きくはありません。しかし、ブレアたちは、プライベート・セクターを、レトリックや宣伝の上でうまく使っているので、存在感は実際より大きく映ります。例えば、彼らはいいます。「我々は提供者がパブリックだろうと、プライベートだろうと、どちらでも構わない。良い医療を提供してくれる方を選ぶのだ」と。NHSで待機患者が多い手術などは、NHSが費用を負担して(私的病院に払って)、NHSの患者を、例えば年間三〇人分の手術を委託するというようなこともやっています。この場合、患者はNHSで手術を受けたのと同様に費用負担なしです。そして、このような取り組みを大々的に宣伝するわけです。「新しい労働党は、プライベートを決して否定していない、むしろ、良いサービスを供給してくれるのだったら積極的に利用する」というメッセージです。こうなると保守党が「医療における民間活力の活用」を政策として掲げても、ブレアたちが「すでに我々もやっている」と反論すれば、インパクトを持ちません。また、NHSで働く医療労働者たちには、「ぼやぼやしているとプライベート医療が伸びて、自分たちの将来が危うくなるぞ」と緊張感が走るでしょう。

日本でも報道されましたが、さらに一歩進んで、海外の医療資源を買うことで供給不足を補うことまで始めています。イギリスの南部であれば、フランスまで二時間もあれば行けます。フランスの病院にNHSがお金を出して、手術してもらうわけです。そこで医療を受けたイギリス人たちの、満足度はとても高いそうです。「一番良かったのは何ですか?」とインタビューされたあるイギリス人の患者は、答えていました。「料理がうまかった」と。

日本の医療政策の評価と構造改革の方向について
——経済的側面を中心に

聖学院大学　郡司　篤晃

1　はじめに

社会主義の国が崩壊してから、いわゆるグローバル化がどんどん進みまして、経済競争が激しくなり、それぞれの国が色々な面で構造改革に取り組んでいます。そのなかで社会保障も例外ではありません。従来、例えばイギリスでは、社会保障は社会主義的な形で分配が行われていたのでありますけれども、その領域が社会主義ではない方法で分配されるようになりました。医療とか福祉サービスは、いわば準公共財です。それを市場で提供することになったわけですが、その準公共財というのは、手放しでは市場は失敗してしまうので、そこに政府が介入しなければならない。それを準市場といっていますけれども、政府が介入しますので、どうしてもその評価は政策研究にならざるを得ないと思っています。特に経済的な面の政策研究が重要だと思っています。つまり市場では評価できませんので、政策評価を誰かがしなければならないのです。行政も、M・ウェーバーがいうように、自分では評価できませんので、政策評価というのは研究者がやっていかなければいけないと思います。

2　社会保障システムの評価のフレームワーク

そういうわけで経済的な側面からの評価は、政策研究のなかで重要だということであります。とはいえ、社会保障システムの評価は経済だけではありません。人間が対象ですから、そう簡単ではない。多面的なものを評価するためには、評価のフレームワークが必要です。

現在の世界のコンセンサスは、効果と効率の両面でみていく必要がある、ということです。つまりアルプスの山脈には細かい渓谷はありますけれども、大きく分けると北の斜面と南の斜面とに分かれる。そういう意味で、効果と効率の両面からみていかなければならない。

表1をみて下さい。効果を決定する要素は、質、接近性、統合性、平等が重要です。統合性という

表1　効果と効率

1．効果(effectiveness)	質(quality)
	接近性(accessibility)
	統合性(integration)
	平等(equality)、公平(equity)
2．効率(efficiency)	技術効率(technical efficiency)
	配分効率(allocative efficiency)

のはあまり使わないかもしれませんが、要するに紹介のシステムがしっかりしているとのことです。つまり、状態の異なる人は、異なるケアを受けなければならない。それを保証するものが統合性ということなのです。

効率、これももう一つ大きな側面であり、今日は少しデータをみながら、私がお話をしていきたいと思うことです。日本の医療システムの効率面を中心に、つまり経済的な側面を中心にお話をしようと思っています。

こういうフレームワークがどうして必要か。それはそれぞれの側面が相互に関係があるというだけではなくて、トレード・オフの関係にもあるからです。例えば、構造改革が重要だといって、自己負担を一割、二割、三割負担にすれば、効率は改善するかもしれませんが、接近性が悪くなる。また、平等性が阻害されるということになります。こういうわけで効率と接近性、効率と平等というのはトレード・オフの関係にあるのです。ですから、複雑なシステムを評価していく場合には、こういった評価のフレームワークをきちんと頭に入れておかないといけないと、評価することはできないのです。ある側面だけを良くすると、全体としてはむしろ悪くなるということもあるということをちゃんと認識しておかないと、政策評価にはならないと思います。

評価の側面としては、これだけではなくて、ロンドン大学のル・グランらは、「選択ができる」とか、responsiveness とか、あるいは accountability などが重要だというのです(1)。選択性は確かに市場では重要でしょう。responsiveness には時間の要素が入ってくるということも重要です。accountability は経済の場合には当然重要でしょう。

3　市場の所在

医療にはその経済の話をするときにはたくさんの市場があるということを、まず頭に入れておかなければなりません。医療施設というのは、いろいろな資源を市場から購入して、患者に対してケアを提供するわけであります。例えば医薬品、こういう市場は比較的良く研究されていますけれども、その他の市場は必ずしもよく研究されてはいません。そして重要なのは患者と医療提供者間の市場です。

医療施設には支出側と、収入側があります。医療施設というのは、例えば鉄鋼や板ガラスの市場におけるトヨタやホンダのような企業に比べたら、極めて零細な企業でありますから、資源の調達では市場が決める値段で買わざるを得ない。価格に対して自分たちは影響力を発揮することができないのですから、いわゆるプライス・テーカー（価格受容者）ということになります。一方、収入の部門では、サービスの価格は政府が単価を決めています。そうすると、経営が苦しくなった時、医療施設としては、非常に自由度が低いなかで行動していかなければなりません。そのようなことを、まず頭のなかに入れておくべきだと思います。

4　医療における市場化を困難にする根本問題

K・アローという医療経済学の創始者が、医療は経済学の対象としては非常に困ると、なぜなら医療というのは、効用が不確実だから、といいました。"uncertainty"、これは医療の経済的な研究のなかでは、非常に重要なキーワードであります。しかし、この言い方もある意味では、医療の結果についてだけに注目しています。むしろ医療費というのは死んでも払うわけですから、結果に無関係です。それでは医療は何に対して払っているのだろう、ということになるわけです。むしろ、そういうプロセスに効用があるのかな、というような基本的な議論もあるのですが、まだ結論は得られていません。

ところで、日本の医療システムは患者と医療施設の間に市場があり、それによって医療の質と効率が確保されるはずである、と仮定されています。しかし、このような市場は失敗するということ、つまり機能しないということは世界の常識です。

それから市場で一番重要な機能は、価格の決定です。売り手も買い手も価格をシグナルとして、それぞれの効用最大化を目的に行動する。それによって、社会的な厚生最大化が達成される、というわけですが、わが国の医療においては、価格を政府が決めてしまうのですから市場は機能しないのは、あたり前のことです。

また、たとえその市場が機能したとしても、それは患者が病院に到達するまでのことです。実際の医療サービスはその後に行われるのです。医師の前で、はだかになってしまったら後は全部お医者さんのいうことを聞かなければなりません。ですから、そこに市場的なモデルはあてはまりません。つまりある意味で取引があったとしても、相対取引です。一対一の取引です。そうすると、そういうモデルが必要になるのではないかということです。

こういう状況には、プリンシパル・エージェント(P・A)理論というのがあります。これは医療のためにできたのではなくて、株主と企業の間の関係を分析するために作られたモデルですけど、これは意外に医療の場合にあてはまると思っています。その議論はちょっと面倒くさい数学を使うのですけれども、結論は単純です。

プリンシパル、つまり依頼者と、エージェント、つまり代理人の間に情報の非対称がない場合は普通の取引になります。例えば床屋さん、あるいは美容院に行ったら、サービスが良いか悪いかはお客がちゃんと評価できますよね。情報の非対称はありません。ですからこれは普通の取引になります。へたくそなサービスをして高い料金を取れば、「こんなサービスで何千円もとって。二度と来てやるか！」と思うのではないでしょうか。

ところが医療ではそうはいかない。麻酔されてしまえば、あたり前ですが何も分かりません。P・A理論がいうのは、情報の非対称がある場合には、このエージェントにモラルハザードが起こる可能性があるというのです。だとすると医療ほど情報の非対称が激しい取引はないのですから、医療ではエージェントが、モラルハザードを起こす可能性があるというわけです。

そして、この理論は、モラルハザードを防止するのには、二つの方法があるというのです。一つは第三者が評価することであり、もう一つは、"incentive constraint"(誘因による制御)をかける方法であるというのです。つまりモラルハザードを起こしたら、起こした人が損をするような仕掛けを作るということが重要だというのです。これが、今の世界中の医療制度改革の基本的なアイディアだと思います。イギリスもそうですし、アメリカもそうです。

さらに、市場競争が質と効率向上につながるように、システム全体を設計していく。これを管理競争(managed competition)(2)というわけです。先程近藤先生が、お触れになりましたサッチャー改革の重要な点の一つは、ＧＰと病院の間に内部市場を作ったことです。そうすると、ＧＰはお医者さんです。医者だから、病院との間の情報格差は、情報の非対称は若干狭まるのではないかと。だから内部市場は機能するのではないか、そういうアイディアです。大変学問的な知見にもとづいた政策であったと思われたのですが、十分な結果が得られる前に、政権が労働党に移行してしまいました。ブレア首相は内部市場を廃止するということを公約にしていましたから、名目上は廃止はしたというのですけれども、"purchaser–provider split" は残すとか、Primary Care Group/Trust にＧＰは強制的に加入させるなど、むしろサッチャー改革をさらに進めたのではないかという側面もあります。

また、これから問題になるのではないかと思っているのは、医療というのは結構地域独占性が強いことが問題になってくる可能性があるのではないかということです。病院を開設するには巨大な設備投資が必要となりますので、地域にすでに大きな病院がある場合には新たな病院の参入は非常に難しい。さらに、現在政府が規制しています。

そのようなわけで、日本は「フリーアクセス」といって、患者は自由にどこの医療施設でも選択していっていいですよといわれても、はたしてどうかというと、消費者は消費者主権がないですから、この市場は思ったようには機能していません。

それから医療提供者はニードにしたがって医療サービスを提供しなさい、とずっと教育されて育つわけであります。ニードがいかに危険な概念であるかということは、武川先生がいうように、ニードの議論をしていくと専門家支配になる(3)というのは、なかなかいい表現だなと思っているのです。

医療というのはそういうわけで、セッティングは市場が機能するから、医療の質を確保できるのだという制度になっているのですが、実態はまったく違う。つまり、サッカーにはサッカーのルールがありますけれども、一方のチームの頭にはラグビーのルールしか入っていないようなものです。まったく違ったルールしか知らない二つのチームがゲームをしている。そういう感じが医療だと考えていただいたらよく分かるのではないかと思います。

5　日本の医療システムの評価

さて、日本の医療システムの評価でありますが、少し駆け足でこの話をしていきたいのですが、効果の面につきましては簡単にいうと、医療の質に関しては、正式なデータがありませんので分かりません。恐らくその評価の仕組みがなかったので、相当のバラツキがあるのではなかろうかと思います。接近性、これは極めてよろしい。なぜならばイギリスの数倍、アメリカの四倍ぐらいの病床があり、小さな国土に、民間の中小の医療施設が分布しているわけですから、大変アクセスはよろしい。統合性は極めて悪い。診療所に行って、もし何かあったら最寄の病院を紹介してくれるのかと思うと、遠く離れた大学医療に紹介したりするわけです。国民に対して、明示されている紹介システムがないというのは、先進国のなかでは珍しいことです。基本的には、開業医は個人的な努

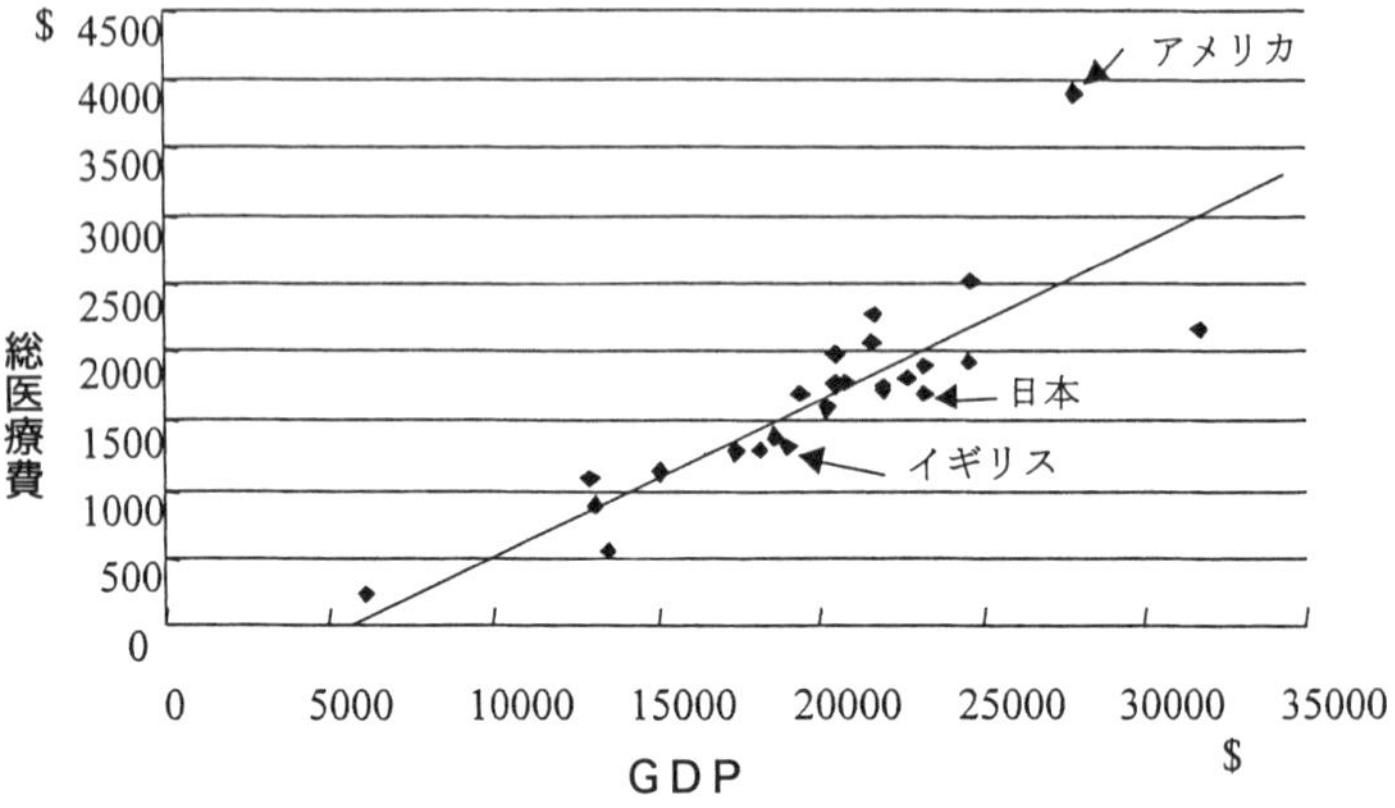

図1　総医療費とGDP間の相関(1996年)

力で紹介システムを築かなければならないのです。平等については、先程いいましたように、突然自己負担を三割にぽんと増やしても、それは構造改革ではありません。効率は良くなるかもしれませんが、平等とか接近性は明らかに悪くなります。

さて、次に効率です[4]。OECDの Health Data によれば、日本の総医療費は決して高くはなく、平均より若干高い程度ということであります。しかし、横軸にGDPをとって、縦軸に総医療費を取りますと、**図1**のように、きれいな比例関係がありますので、各国はGDPに比例して医療に支出していることを意味します。

回帰直線は横軸の値に対する縦軸の平均値の推定値としますと、この線よりも上にあれば、GDPの割には高い、下にあればGDPの割には医療費が安いということになるわけです。そうすると日本は明らかに下にあります。アメリカは上にあります。ですから、GDPを考慮しても、アメリカは高い国、日本は安い国ということになります。

この回帰直線からのずれを、標準化して、大きい順に並べたのが**表2**です。これをみると、日本はOECDの国のなかで、八〇年は十八位です。八五年は二〇位、九〇年、九六年はそれぞれ二四位、二三位ですから、GDPの大きさを考慮すると値からしたら、日本の医療費は非常に安いということになるでしょう。ちなみに、ここにイギリスと日本といい勝負ということでしょうね。

小学校の算数ですが、一個いくらのフルーツバスケットを何個か買ったら、全部でいくらという算数です。実はこの関係は指数でも成り立ちます。すなわち、インデックスでも成り立ちまして、全体の総医療費を各国で用意されているそのバスケットの単価(5)で割りますと、その国で消費されているバスケットの数が出ます。つまりボリューム・インデックスが出ます。ボリューム・インデックス、つまり医療サービスの消費量でみますと、年によってばらつきがあるんですけれど、やはりGDPと直線の関係があります。

この消費量でみますと、日本は回帰直線よりもはるかに上にあります。フランスも非常に多い(**図2**)。イギリスは下にあります。これも先程のような処理で回帰直線からの距離で計っていきますと、必ずしも全部の国ではないのですが、日本は一九八〇年、八五年、九〇年、九六年で、OECDのなかでそれぞれ、四位、一位、四位、五位と、一貫して消費量の多い国です。そうすると効率という観点からすると、非常にパズリングなことになります。

ＧＤＰ対総医療費の比較

1990		予測値	残差	標準化残差	1995		予測値	残差	標準化残差
1	**アメリカ**	1947	852	3.47	1	**アメリカ**	2540	1358	3.52
2	カナダ	1521	175	0.71	2	ドイツ	1841	437	1.13
3	ドイツ	1113	166	0.68	3	スイス	2178	321	0.83
4	トルコ	23	148	0.6	4	フランス	1710	273	0.71
5	フランス	1413	126	0.51	5	カナダ	1839	226	0.59
6	スウェーデン	1375	117	0.48	6	ポルトガル	864	207	0.54
7	ポルトガル	537	77	0.32	7	トルコ	91	141	0.36
8	オランダ	1256	70	0.29	8	スウェーデン	1592	83	0.21
9	オーストラリア	1263	57	0.23	9	オランダ	1712	54	0.14
10	デンマーク	1325	39	0.16	10	オーストラリア	1748	27	0.07
11	イタリア	1292	29	0.12	11	ギリシャ	884	4	0.01
12	フィンランド	1286	6	0.02	12	スペイン	1112	3	0.01
13	スペイン	809	6	0.02	13	ニュージーランド	1368	−98	−0.25
14	アイルランド	757	2	0.01	14	イタリア	1685	−101	−0.26
15	アイスランド	1406	−32	−0.13	15	アイスランド	2017	−124	−0.32
16	ニュージーランド	972	−35	−0.14	16	フィンランド	1504	−124	−0.32
17	ノルウェイ	1430	−65	−0.26	17	オーストリア	1880	−132	−0.34
18	韓国	378	−68	−0.28	18	デンマーク	1959	−157	−0.41
19	スイス	1837	−77	−0.31	19	ベルギー	1882	−174	−0.45
20	ベルギー	1337	−89	−0.36	20	アイルランド	1454	−178	−0.46
21	ギリシャ	516	−130	−0.53	21	**イギリス**	1551	−234	−0.61
22	オーストリア	1342	−138	−0.56	22	ノルウェイ	2169	−241	−0.63
23	**イギリス**	1254	−299	−1.22	23	**日本**	2013	−336	−0.87
24	**日本**	1504	−422	−1.72	24	韓国	934	−397	−1.03
25	ルクセンブルク	2011	−516	−2.1	25	ルクセンブルク	2975	−836	−2.17

出典：OECD Health Data, 2000 より著者作成。

表2　ＯＥＣＤ各国の

1980

		予測値	残差	標準化残差
1	スウェーデン	663	187	2
2	**アメリカ**	917	169	1.81
3	ドイツ	508	141	1.5
4	アイルランド	318	137	1.46
5	デンマーク	619	129	1.38
6	オランダ	618	61	0.65
7	オーストリア	620	43	0.46
8	トルコ	51	24	0.25
9	フランス	682	19	0.21
10	韓国	61	8	0.08
11	ポルトガル	253	7	0.08
12	オーストラリア	667	−4	−0.05
13	イタリア	591	−12	−0.13
14	カナダ	734	−17	−0.18
15	ノルウェイ	662	−30	−0.32
16	スペイン	368	−43	−0.46
17	フィンランド	568	−47	−0.5
18	**日本**	587	−63	−0.67
19	ベルギー	643	−65	−0.69
20	ﾆｭｰｼﾞｰﾗﾝﾄﾞ	533	−75	−0.8
21	スイス	896	−95	−1.01
22	アイスランド	685	−108	−1.16
23	**イギリス**	558	−114	−1.22
24	ルクセンブルク	726	−121	−1.29
25	ギリシャ	317	−131	−1.4

1985

		予測値	残差	標準化残差
1	**アメリカ**	1401	397	2.69
2	ドイツ	751	228	1.55
3	スウェーデン	1002	170	1.15
4	アイルランド	445	147	1
5	フランス	980	102	0.69
6	ポルトガル	302	79	0.54
7	カナダ	1119	78	0.53
8	デンマーク	996	71	0.48
9	オランダ	879	50	0.34
10	トルコ	27	47	0.32
11	韓国	125	45	0.31
12	オーストラリア	992	6	0.04
13	フィンランド	868	−16	−0.11
14	ベルギー	909	−28	−0.19
15	イタリア	874	−44	−0.3
16	スペイン	502	−48	−0.33
17	アイスランド	1008	−59	−0.4
18	スイス	1316	−66	−0.45
19	オーストリア	917	−103	−0.7
20	**日本**	929	−109	−0.74
21	ギリシャ	411	−124	−0.84
22	ノルウェイ	1076	−161	−1.1
23	**イギリス**	841	−172	−1.17
24	ﾆｭｰｼﾞｰﾗﾝﾄﾞ	815	−228	−1.55
25	ルクセンブルク	1153	−261	−1.77

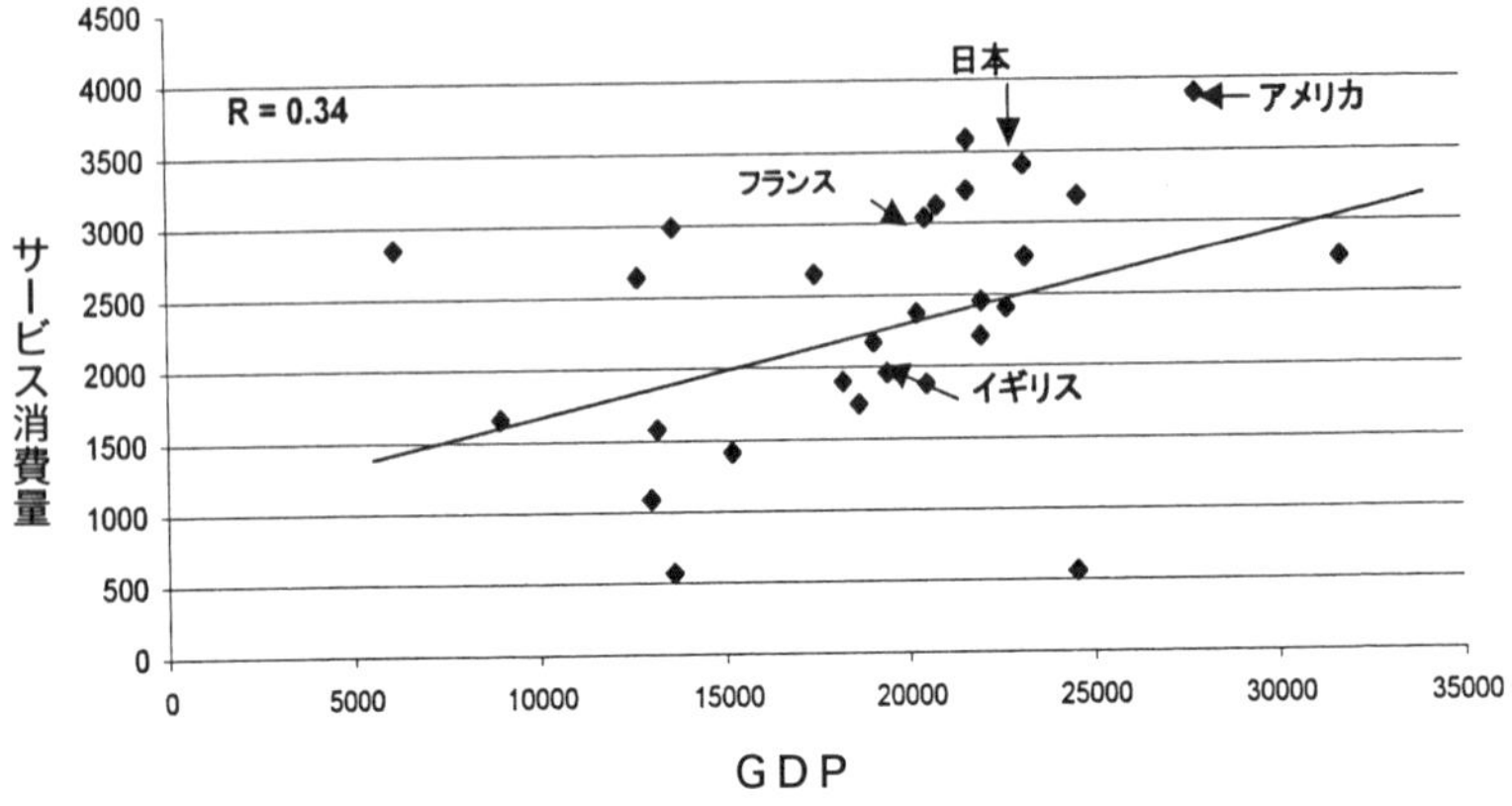

図2　サービス消費量とGDP(1996)

医療の効率をいうとき、分子が決定できないのです。そこで非常に大胆な仮定ではありますが、現代医学というのは、どんな国でも文明国だったら、だいたい同じ効果を出しているのではないのか、つまり助けられる人を助けて、助けられない人は助けていないと仮定します。ですから分子は同じだとし仮定して分母だけを比較します。

そうすると生産関数の考え方で、投入、産出からすると、例えば医療費を投入とみると、日本は医療費が安いのですから、効率のいい国ということになります。ところが医療サービスの消費量を投入と考えると、今度は多いのですから、日本との医療は非効率的であるということになる。

この矛盾を、私はこういうふうに整理したらどうかと思っているのです(図3)。システムを一つと考えると、そういう矛盾が起こってしまうので、それを二つ

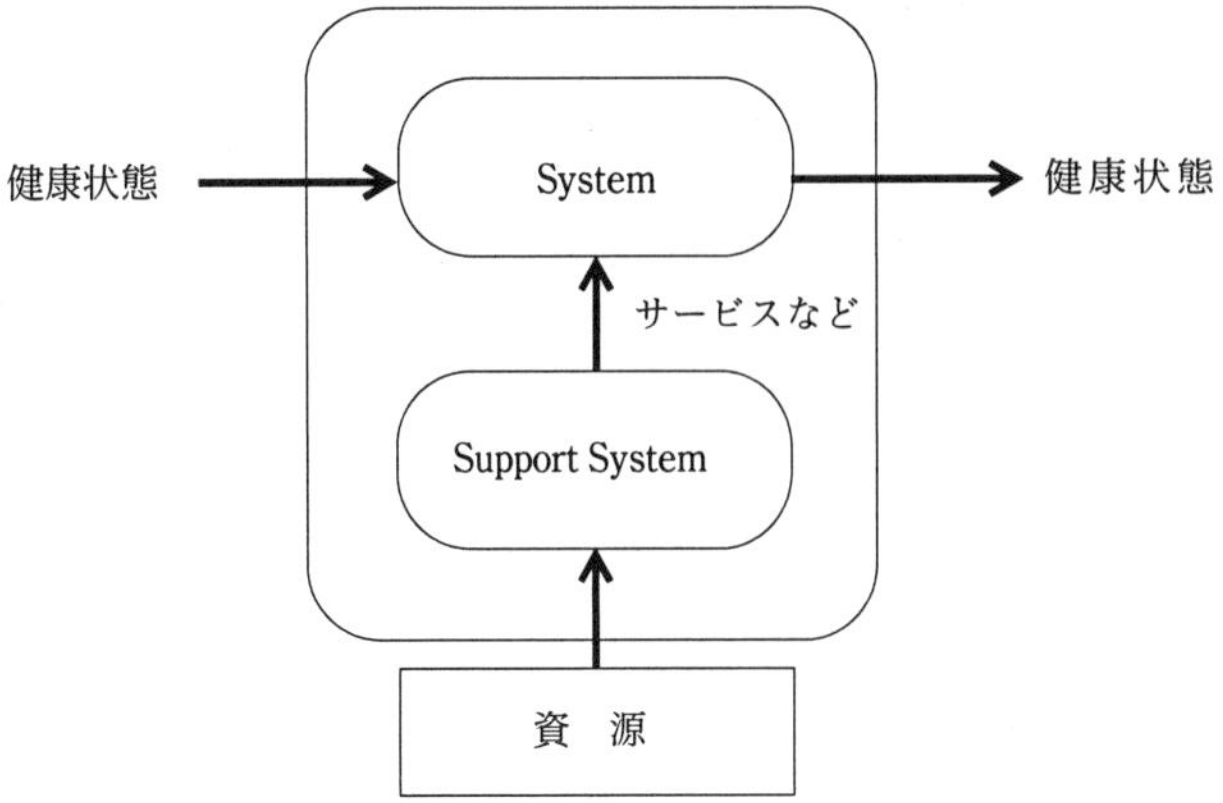

図３　医療システムの内部構造

のシステムに分けて、お金で医療に必要なサービスを作るサポートシステムと、そのサービスを使って直接患者に医療サービスを提供するシステムに分ける。こう考えると、日本は少ないお金でサービスをたくさん作っているんですから、サポートのシステムの効率は非常によろしい。しかし、そのサービスをたくさん消費して同様の結果をもたらしているならば、このシステムの効率が悪いと考えたらいいのではないかと思うのです。そしてこの患者に対する診療の判断や行為を行っているのは医師であります。ですから日本は医師の判断のところに問題があるのではないかということです。世界の研究者は、日本は消費量がものすごく多いわけですから、あの方式でいくと医療の本当の効率化は達成できないのではないか、と思っているようです。

その証拠に、長期の医療費とＧＤＰの伸びをみていくと、なぜかＧＤＰが伸びると医療費も伸びたりしてきたのですが、石油ショックの後、ＧＤＰが落ちても医療費は落ちませんでした。なぜなら医療費は景気にリンクしているわけではありませんで、給料にリンクしていますので遅れます。だから人為的に抑えなければなりませんでした。しかし最近は抑えきれないのです。ＧＤＰがマイナスでも医療費はあいかわらず伸び続けております(**表3**)。

表4は、これは一九九一年から九七年までの平均の対前年度の医療費の増加率、これをとりまして高い順に並べたものです。これをみると、韓国、チェコ、アイルランド、ポルトガルについで日本は上から五番目に、年平均の医療費増加率は高いということになります。アメリカは一九九〇年代に入ってから医療費抑制に成功していますが、日本は成功していないということを表わしています。アメリカは対前年度の伸び率からいったら、日本よりもはるかに少ない国になりました。

ところが一方、こういう事実があるのです。日本の医療費には大きな地域差があるのです。**表5**は、老人の一人あたり年間の医療費を比較しましたものです。これはいわゆるレセプト一件あたりではありません。レセプトというのは、診療一ヶ月分の診療報酬の請求なんですから、医療の疾病の経過のどの部分を請求しているか分からないのです。一つの病気を治療した治療費ではないのです。このデータは入院から退院までを全部つないで、データとしています。そうしますと、県平均でみて、入院医療費の最大のところと、最小のところの比は一・九倍、二・〇、二・三で、高齢になるほど大きくなる。外来でもやはり二倍近くです。

六五歳から六九歳というのは、これは寝たきりの患者です。寝たきりの患者に対する医療はなんと八倍以上違うのです。最低は長野です。最高は北海道。もし長野で老人医療に問題があるというならば別ですけれども、そのようなことは話題になっていません。ですから、長野と同じことをやっていいというのであれば、最高の地域の医療費は半分でいいということになります。そしてこの医療費の地域差は、ニードの差によるのではなく、ほとんど病床密度、いわばこれまでの医療への設備投資の量によって説明されてしまうのです(6)。

その病床がどのように増えてきたかというと、日本は戦後一貫して病床は増えてきたのです。しかも、病床密度の低いところではあまり増えていない。高いところではますます増えてきたのです。これは経済的な常識では理解できないことです。つまり競争の激しいところほど病床が増えるということです。

日本の老人とアメリカの老人が入所施設をどう使っているかについて比べてみると、アメリカの六五歳以上の老人は、一年間に一八・四日使っている、それに対して、日本は一九・九日です。アメリカの病床数は日本の四分の一で、いわゆるナーシングホームを利用しています。しかしこの数字が似ているのには驚きです。この結果は、ほかにもいろいろ考えさせられる点があるのですが、一つには入所施設の提供体制の特徴が、消費を決定していることになるでしょう。

ＧＤＰ対医療消費量の比較

		予測値	残差	標準化残差
1	スウェーデン	663	187	2
2	**アメリカ**	917	169	1.81
3	ドイツ	508	141	1.5
4	アイルランド	318	137	1.46
5	デンマーク	619	129	1.38
6	オランダ	618	61	0.65
7	オーストリア	620	43	0.46
8	トルコ	51	24	0.25
9	フランス	682	19	0.21
10	韓国	61	8	0.08
11	ポルトガル	253	7	0.08
12	オーストラリア	667	−4	−0.05
13	イタリア	591	−12	−0.13
14	カナダ	734	−17	−0.18
15	ノルウェイ	662	−30	−0.32
16	スペイン	368	−43	−0.46
17	フィンランド	568	−47	−0.5
18	**日本**	587	−63	−0.67
19	ベルギー	643	−65	−0.69
20	ﾆｭｰｼﾞｰﾗﾝﾄﾞ	533	−75	−0.8
21	スイス	896	−95	−1.01
22	アイスランド	685	−108	−1.16
23	**イギリス**	558	−114	−1.22
24	ルクセンブルク	726	−121	−1.29
25	ギリシャ	317	−131	−1.4

		予測値	残差	標準化残差
1	**アメリカ**	1401	397	2.69
2	ドイツ	751	228	1.55
3	スウェーデン	1002	170	1.15
4	アイルランド	445	147	1
5	フランス	980	102	0.69
6	ポルトガル	302	79	0.54
7	カナダ	1119	78	0.53
8	デンマーク	996	71	0.48
9	オランダ	879	50	0.34
10	トルコ	27	47	0.32
11	韓国	125	45	0.31
12	オーストラリア	992	6	0.04
13	フィンランド	868	−16	−0.11
14	ベルギー	909	−28	−0.19
15	イタリア	874	−44	−0.3
16	スペイン	502	−48	−0.33
17	アイスランド	1008	−59	−0.4
18	スイス	1316	−66	−0.45
19	オーストリア	917	−103	−0.7
20	**日本**	929	−109	−0.74
21	ギリシャ	411	−124	−0.84
22	ノルウェイ	1076	−161	−1.1
23	**イギリス**	841	−172	−1.17
24	ﾆｭｰｼﾞｰﾗﾝﾄﾞ	815	−228	−1.55
25	ルクセンブルク	1153	−261	−1.77

表3　ＯＥＣＤ各国の

1980

	予測値	残差	標準化残差
1 スウェーデン	663	187	2
2 **アメリカ**	917	169	1.81
3 ドイツ	508	141	1.5
4 アイルランド	318	137	1.46
5 デンマーク	619	129	1.38
6 オランダ	618	61	0.65
7 オーストリア	620	43	0.46
8 トルコ	51	24	0.25
9 フランス	682	19	0.21
10 韓国	61	8	0.08
11 ポルトガル	253	7	0.08
12 オーストラリア	667	−4	−0.05
13 イタリア	591	−12	−0.13
14 カナダ	734	−17	−0.18
15 ノルウェイ	662	−30	−0.32
16 スペイン	368	−43	−0.46
17 フィンランド	568	−47	−0.5
18 **日本**	587	−63	−0.67
19 ベルギー	643	−65	−0.69
20 ﾆｭｰｼﾞｰﾗﾝﾄﾞ	533	−75	−0.8
21 スイス	896	−95	−1.01
22 アイスランド	685	−108	−1.16
23 **イギリス**	558	−114	−1.22
24 ルクセンブルク	726	−121	−1.29
25 ギリシャ	317	−131	−1.4

1985

	予測値	残差	標準化残差
1 **アメリカ**	1401	397	2.69
2 ドイツ	751	228	1.55
3 スウェーデン	1002	170	1.15
4 アイルランド	445	147	1
5 フランス	980	102	0.69
6 ポルトガル	302	79	0.54
7 カナダ	1119	78	0.53
8 デンマーク	996	71	0.48
9 オランダ	879	50	0.34
10 トルコ	27	47	0.32
11 韓国	125	45	0.31
12 オーストラリア	992	6	0.04
13 フィンランド	868	−16	−0.11
14 ベルギー	909	−28	−0.19
15 イタリア	874	−44	−0.3
16 スペイン	502	−48	−0.33
17 アイスランド	1008	−59	−0.4
18 スイス	1316	−66	−0.45
19 オーストリア	917	−103	−0.7
20 **日本**	929	−109	−0.74
21 ギリシャ	411	−124	−0.84
22 ノルウェイ	1076	−161	−1.1
23 **イギリス**	841	−172	−1.17
24 ﾆｭｰｼﾞｰﾗﾝﾄﾞ	815	−228	−1.55
25 ルクセンブルク	1153	−261	−1.77

表4　ＯＥＣＤ各国の医療費の経年変化

	1991	1992	1993	1994	1995	1996	1997	年平均上昇率(%)
韓国	379	462	504	544	631	718	766	12.4
チェコ	501	530	748	804	902	917	930	10.9
アイルランド	897	1061	1103	1225	1314	1333	1432	8.1
ポルトガル	731	804	874	942	1051	1090	1151	7.9
日本	**1165**	**1275**	**1366**	**1459**	**1631**	**1699**	**1809**	**7.6**
ポーランド	296	331	339	349	420	473	448	7.2
ギリシャ	777	887	919	979	1059	1114	1157	6.9
オーストリア	1267	1425	1541	1616	1875	1967	1886	6.9
ドイツ	1600	1829	1839	1973	2178	2288	2325	6.4
ベルギー	1367	1519	1605	1642	1793	1911	1973	6.3
ノルウェイ	1513	1680	1724	1746	1864	2042	2154	6.1
メキシコ	254	291	307	328	337	329	356	5.8
イギリス	1013	1165	1189	1246	1301	1410	1406	5.6
トルコ	185	193	206	191	189	227	255	5.5
スイス	1958	2136	2214	2294	2477	2549	2697	5.5
オーストラリア	1397	1460	1542	1629	1792	1869	1923	5.5
ルクセンブルグ	1563	1734	1878	1944	2113	2181	2147	5.4
ニュージーランド	994	1067	1091	1163	1244	1267	1347	5.2
デンマーク	1509	1575	1715	1803	1887	2006	2032	5.1
オランダ	1490	1607	1675	1728	1889	1937	2004	5.1
アメリカ	**2990**	**3225**	**3430**	**3580**	**3716**	**3855**	**3998**	**5.0**
アイスランド	1455	1504	1556	1581	1829	1915	1919	4.7
スペイン	903	973	1009	1017	1068	1119	1154	4.2
ハンガリー	540	600	623	685	678	662	672	3.7
イタリア	1449	1541	1532	1581	1608	1691	1754	3.2
フランス	1666	1788	1850	1886	2014	2019	2003	3.1
カナダ	1840	1929	1990	2027	2154	2141	2185	2.9
スウェーデン	1460	1501	1508	1507	1622	1716	1712	2.7
フィンランド	1412	1386	1332	1297	1421	1486	1491	0.9

出典：OECD Health Data 2000より著者作成。

表5　老人医療費の地域差

	年齢	65−69	70−74	75−79	80−84	85−
入院患者	最大	273.1	171.9	185.1	197.4	222.8
	最少	31.6	91.7	91.2	84.3	86.3
	最大／最少	8.6	1.9	2.0	2.3	2.6
外来患者	最大	84.7	35.6	40.7	40.6	38.0
	最少	16.2	19.4	21.0	21.0	16.9
	最大／最少	5.2	1.8	1.9	1.9	2.3

6　構造改革の方向

さて今までのことを総括すると、日本の医療はある悪循環に巻き込まれています。医療提供者は需要を誘発できます。誘発すれば利潤が上がります。利潤が上がりますと、医療施設というのは利潤最大化の点で行動するのではなくて、採算分岐点まで投資したがるといわれています。ですからもっと普通の企業よりも投資しがちなのです。だから投資する。投資するとそれが今度はターゲットインカムとなって、需要を誘発します。この悪循環をドライブする力が、私は競争だと思うのです。したがいまして、日本のこの構造改革というのはこのような悪循環を断ち切るような政策がない限り、どんどん医療には投資が行われ、投資が行われると、またそれで医療費が増大するということの悪循環を止められないと思うのです。それを無理矢理保険の点数だけを抑えると、別の悪循環が起こってくる。例えば、サービスの量を増やして利潤を得ようとする、医療の質が低下する、事故が起こる、信頼が低下する。そういった別の意味での悪循環が起こっていくのではないかと思うのです。ですから日本の医療の構造改革というのはこのインセンティブを上手に管理していく形にしていかなければなりません。それからプライマリ・ケア、これはイギリスの仕組みが必ずしもベストだというわけではありませんが、日本はプライマリ・ケアをどうやるのか、このビジョンがまったくない。福祉計画はありますが、医療計画は単なる病床制限です。本当の意味での医療のビジョンはどこにもないのですから、それを本当につくることが重要だと思います。

注

(1) 詳しくは、Ray Robinson and Julian Le Grand (ed)., *Evaluating the NHS Reforms*, King's Fund, 1993. および、Julian Le Grand, Nicholas Mays and Jo–Ann Mulligan (ed)., *Learning from the NHS Internal Market: A review of the Evidence*, King's Fund, 1998. を参照のこと。

(2) 詳しくは、Enthoven, A. C., "Consumer–choice Health Plan: Inflation and Inequity in Health Care Today: Alternatives for Cost Control and an Analysis of Proposals or National Health Insurance," *New England Journal of Medicine 298* (12), 1978, pp.650–658. および、Ellwood, P. M., Enthoven, C. A., Etheredge L., "The Jackson Hole Initiatives for a Twenty–first Century American Health," *Health Economics 1* (3), 1992, pp.149–168. および、Enthoven, A. C., "The History and Principles of Managed Competition," *Health Affairs 12*, 1993, pp. 24–48. を参照のこと。

(3) ニーズについては、武川正吾『社会福祉――社会政策とその考え方』有斐閣、二〇〇一。

(4) 郡司篤晃『医療システム研究ノート』丸善プラネット、一九九八、第二章を参照のこと。

（5）ＯＥＣＤは医療費購買力指数（medical ppp）として公表している。
（6）地域差研究会（代表郡司篤晃）『医療費の地域差』東洋経済新報、二〇〇一。

質疑応答

質問　上村泰裕（東京大学）　東京大学社会科学研究所の上村です。図1と図2をみると、日本は比較的少ない支出で多くのサービスを提供している。ということは、つまり単価が安いから効率的だということにはなりませんか？　投入されるお金は割と少ないのに、作り出されるサービスは潤沢だということではないでしょうか。

郡司　そうですね。単価が安い。しかし、潤沢を通り過ぎて無駄使いが多い、ということです。例えば日本と今のアメリカで、同じくらい薬剤消費量なのですが、アメリカの人口は日本の二・五倍ですから日本はアメリカの二・五倍の薬を使ってしまっているのです。

上村　もう一点。地域によって年間医療費にこれほど差があるのは衝撃的です。北海道の老人医療費は長野の八倍ということですが、特別養護老人ホームは老人医療費に入りませんから、仮に特別養護老人ホームの入所定員が長野で圧倒的に多いとしたら、それで老人医療費の低さがかなり説明できるかもしれませんね。

郡司　それも実はやりました。医療費を目的変数にして、医療サービスシステムの大きさと、特養のキャパシティを説明変数として投入すると符号が反対に出るんです。ですから、福祉病床が多い地域は老人医療費が安いということになります。

上村　さらにもう一点だけ伺います。病床数が多いところでますます増えて、少ないところでは少ないという話ですが、医療法で病床数が規制されてからも減っていないのですか?

郡司　そうなんです。ご医療計画導入後は下がるかと思われたのですが、最近の統計ではあまり下がっていないんです。病床数を増やすような力が作用していると思わざるを得ないでしょう。

医療消費者中心の医療改革
――患者の視点からのヘルスケアシステム評価を中心に

高崎健康福祉大学　一戸　真子

1　昨今、日本のメディアをにぎわしている医療に関する諸問題

私自身は、インフォームド・コンセントに関して、患者さんや医療消費者の方々の調査を中心に行って参りました。**表1**のように現在医療制度改革を中心に、様々な医療に関する環境の変化が起きています。保健、福祉を含めた医療に関する新聞記事等は、この一〇年間急増しています。それに伴い人びとの医療に関する関心度が高くなったことは明らかです。

平成六年に東京と大阪の八〇〇名の一般の消費者を対象として医療消費者の医療観について調査

表1　昨今、日本のメディアをにぎわしている医療に関する諸問題

○医療制度改革
○医療事故の多さ
○第三者評価(質評価)
○ＩＴに関連する医療現場の変化と情報提示
○新しい医療技術(ゲノム、遺伝子医療、テーラーメイド医療、
　再生医療など)

↓

21世紀の新たなヘルスケアシステムの構築が必要なのは確か

を実施しました(1)。約一〇年前です。インフォームド・コンセントという言葉に対する周知度を聞き、さらに、理解していると答えた方に定義を記述してもらいました。約一五%がインフォームド・コンセントという言葉を聞いたことがあり知っていると答えていました。しかしながら、インフォームド・コンセントという言葉をよく知っていると答えた方の自由記載欄には、「ドナーのことである」あるいは、「臓器移植を提供する人である」といった答えがありました。インフォームド・コンセントという言葉は、なかなか十分に理解されていませんでしたが、この約一〇年間に随分浸透してきています。インフォームド・コンセントは電気のコンセントかな？　という時代ではなくなったなあとすごく感じています。インフォームド・コンセントを一例に挙げましたが、様々な影響を受け、医療に関しては国民の関心度が高くなってきたことは確かだと思います。

医療事故に関するニュースも大変多く報道されるようになりました。原因としては様々なことが考えられます。医療システムが

より複雑化してきたということも一因ですし、これまで告発などされることがなかった医療過誤が表面化してきたことも考えられます。医療訴訟件数は増加傾向にあります。これらの一連の医療事故報道によって国民の医療に対する認識は少しずつ変わり始めていることと推測されます。

医療の質を評価する第三者評価機関が病院評価を行っています。日本医療機能評価機構では、医療機関の質の向上をめざし、患者の視点も代表した公正さを保持しながら、評価・認定活動を通して、医療機関への様々なアドバイスを行い日本全体の医療の質を高める活動を積極的に展開しています(2)。第三者という存在は、医療の業界だけではなく、様々な業種において必要とされる時代となりました。広く公開された社会のなかで様々な活動が行われるべき時代が到来したといえましょう。さらに現在の福祉国家社会の重要なキーワードともいえる「質＝Quality」の議論が盛んになりました。戦後のハード・ソフト両面において「量」が決定的に不足していた時代から、より「質」の高いものを求める時代へと人類は進化してきたのです。

私が現在所属している大学の学科名は「健康情報学科」といいます。実はこの学科は日本ではじめてできた学科名なのです。「健康」という言葉が今再び重要視されている理由としては、現実的に医療費の問題が重くのしかかっていることは背景としてありますが、人間が「生」を全うするということは臓器が単に動いているということだけではなく、どれだけ「人間らしく」すなわち「尊厳」を持って生きていられるかという結論に多くの先進諸国が達してきたからです。その結果、「健康」な状態がどれだけ保持できるかということについて、科学的根拠をもってもう一度挑戦する必要があるという認識に立ちました。厚生労働省では、現在「健康日本二一」政策を強化しています。また、「平均寿命」という言葉のみではなく、「健康寿命」をより伸ばすことが重要であるという視点に立っています(3)。

話を戻しますが、健康を保持・増進するという役目はこれまでは個々人の自己責任によって行われてきており、改めて考えてみると、健康な状態は科学的にはどのような状態となっているのであろうかということが問われ始めました。健康時のバイタルサインはどのようになっているのか？　健康な状態の脳波は？　ストレス時の心の状態はどう科学的に表現できるのか？　どのような行動が、どのような食べ物が、どのようなライフスタイルが健康の保持に影響をもたらしているか？　などということに関する情報がまだ十分に構築されておらず、またあったとしてもなかなか標準化できないものが多くあり、個人差ということも影響し困難となっているのが実態です。そこで、病院のなかにいる患者さんの情報だけでなく、人びとが元気に生活している状態時の様々な生体情報も含めたエビデンスの構築が必要だろうという視点に立って認められた学科だと聞いております。知識は最大の武器であるとすれば、ここではＩＴという技術を十分に活用することは有効な手段といえると思います。昨今の世界的な先進国の傾向ですが、ＩＴ化により実に多くの情報量をストックし、それらの情報から様々な分析を通して、新たな発見、新たなシステムの構築などにエネルギーを注いでいます。医療を取り巻く世界におけるＩＴ化のスピードにも勢いがあります。電子カルテや医療事故防止システムなどに対応できるような様々な病院内でのＩＴ化が現在進行中です。

もう一点着目したいのは、二一世紀の医療が展開され始めているということです。遺伝子診断、遺伝子医療、再生医療、テーラーメイド医療といわれるような、新たな医療が次々と動き始めています。以上ご紹介しましたように、医療を取り巻く環境は大きく変化しています。それらに合った、二一世紀にふさわしい新たなヘルスケアシステムの構築が必要であるということはお分かりいただけたと思います。

2　ヘルスケア供給システムを構成するファクター

人

郡司先生がすでにご紹介くださっているように、資源というものは様々なパーツから成り立っていると思いますが(**図1**)、資源のなかには「人」「もの」「金」「情報」その他にもあるかもしれません。医療消費者の視点からみたヘルスケアシステムには、もしこの四ファクターを中心に考えてみるとすれば、「人」というところには様々な登場人物がいると思います。次に**表2**をみていただきたいのですが、「人」には、医師や看護師を中心とする多職種の医療従事者がおり、彼らは病気の治療を行

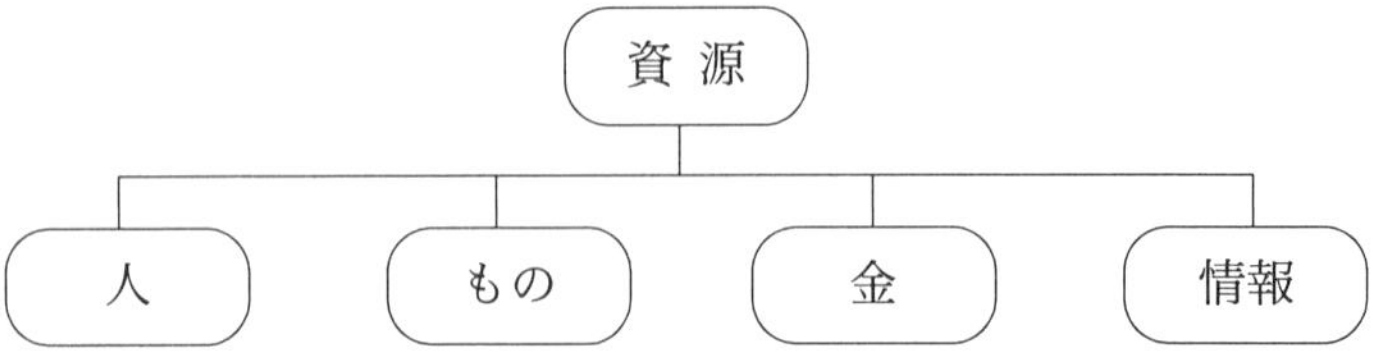

図1　ヘルスケア供給システムを構成するファクター

うために自らの経験と知識の集大成を巧みに活用することによって様々な手技を提供し病気を治していきます。さらに患者との出会いのなかで一人のコミュニケーションの相手としての役割も果たします。施設の特徴や、提供するヘルスケアサービスの種類、各場面によっては登場する人物は違うかもしれませんが。

彼らは、また患者やその家族に対し、患者自身の病気に関する情報や主に疾患に関する標準的な情報を伝える存在でもあり、一方で患者を癒す、あるいは心理的に働きかける存在でもあります。すなわちこれらが「ヘルスケア専門職」といわれる「人」なのだろうと思います。人間は人生において実に様々な人びととの出会いと別れを繰り返して成長し、老いて生きますが、その一連の過程のなかで知り合う他の人びとと異なる点が先に述べたようなところだと思います。お隣に住んでいる人とはどこが違う人なのだろうかと考えると、医療従事者とはこのような特別な役割を持った人なのではないかと思います。ですから単に処置などの手技を提供するだけの存在であれば、最近ではコンピュータなどによる遠隔操作とか、手術なども可能な時代ですから、精度はコンピュータの方が

表２　医療消費者から見たヘルスケアシステム

○人：医師や看護師を中心とするさまざまな医療従事者（処置などのさまざまな手技を提供する存在、コミュニケーションの相手、情報を伝える存在、患者を癒す・心理的に働きかける存在）⇒ 専門職種

○もの：薬剤、検査、食事サービス、療養環境など有形のものと無形のものがある

○金：保険料、医療費

○ＩＴに関連する医療現場の変化と情報提示

○情報：施設・人／院外・院内／評判・インフォームド・コンセント

人間の手よりも上手かもしれません。手術ですと、何ミリという世界では、もし操作を間違えなければ、ロボット君の方が優秀かもしれません。ただ根本的にコンピュータに操作の指示を出すのも我々人間ですし、不測の事態に対する対処能力とか、そういうことに関しては、コンピュータはできませんが。

いずれにしてもヘルスケアシステムに登場する「人」は、高度な専門知識と技術を持ち、総合的なアプローチにより、人間にとってもっとも重要な「生」に直接影響を与える領域に挑戦する「人」なのです。医療に関する情報の非対称も影響し、これらの「人」と医療消費者との関係とは、特殊な関係ですね。

もの

次は「もの」についてですけれども、もし私が病院を受診したとしましょう。まず、受付で書く様々な書類というもの、待合室の椅子というもの、検査室の検査機器というもの、入院ベッドというもの、入院中の食事というもの、カルテというものなど、施設

内には実に多くの「もの」が存在しています。国語辞典(角川)を調べてみますと「もの」の定義には、①有形の物体、品、②事がら、物事、③ことば、④道理・わけ、などとなっています。他にもいくつか意味があり実に範囲の広い言葉といえます。

施設のなかには有形のものから無形のものまで、多くのものが存在しています。「家」という一般的な生活空間と、通常の「オフィス」という職場空間と、特定の製品を製造している「工場」などと、「病院」とを比較してみますと、いかに「病院」空間が複雑な場所かが理解できます。病棟は生活空間でもありますし、厨房、食堂や売店は生活空間と同時に飲食店と同様の要素も兼ね備えていなければなりません。事務部門は通常のオフィスと比較しても対人サービス提供の役割と複雑な院内のシステム管理という両者の役割を果たさなければなりません。

「放射線室」や「手術室」は、少し乱暴な言い方をすれば「修理室」といえるかもしれません。「診察室」はコンサルテーションルームと同時にオペレーションルーム的要素も含んでいるかもしれません。その他検査室やリハビリテーション室や採血室などは、オペレーションルームから発せられた指示を実行する各セクションすなわち部門的要素を持っているといえましょう。考えるときりがないくらいヘルスケアサービス提供施設には多くの「もの」が存在しています。

金

「お金」というものを消費者側からみた場合には、大別すると大きく二つのお金の流れがあると思います。一つ目は、医療機関を受診した際に会計時に医療費という形で直接現金で支払う「お金」です。もう一つはわが国には、「連帯責任」という社会的理念のもと、世代間負担という考え方にもとづく医療保障制度により、健常時に一定の保険料を拠出している「お金」です。前者は、自分や家族が病気になってはじめて支出するお金でありますが、後者は常に社会人としての責任に含まれています。この点から考えると、私たち一般の国民は常に「医療消費者」ではあるわけです。

日本は、アメリカやイギリスと比較した場合に、保険制度によりカバーする部分と直接おのおのが負担する部分との混合型をとっています。健康保険証を全員が持つことができるというすばらしい国でありますけれども、このシステムで起こるひずみは、元気な人は払い損、病気がちの人は社会的迷惑という構図ができるということです。代表的なのは高齢者です。高齢者は社会的な貢献度はほとんどなく、もっぱら医療費を消費する側というお金の面からは厳しい評価が出されています。ここで自然に出てくる議論が病気に対する自己責任論ですが、社会保障の思想では、「病気」になるということは不幸にして「事故」に遭遇するのと同じ考え方なのです。誰もが予測しておらず、また誰もが望んで病気になったのではないのです。この問題は、資本主義経済の体制をとっている国にとってはもっとも現実的でシビアな問題です。日本も現在直面しています。

情報

最後に「情報」という切り口から考えてみます。「情報」も「もの」と同様、色々な種類と程度があります。そしてその情報には「量」と「質」という議論が必要です。人を軸に考えてみると、一人の患者に関する情報は、初診時で、患者の疾患に影響を及ぼすと思われるもろもろの情報を医師のスキルによって、問診という形で引き出していきます。次に医師が触診や聴診といった様々な技術を行使して病気の全体的推測を行っていきます。そこで必要と思われた諸検査などを実施することによってより正確な患者の情報が集められます。次に治療が開始され、患者の身体に起こっていく変化についての情報が次々と構築されていきます。これらの情報は退院時あるいは死亡時まで永遠に増えていきます。

病院側からの情報については、医療消費者は、実際に病院のなかに入るまでは中の情報ではなくて、むしろその周辺の領域の情報で入ってしまいます。あの病院には優秀な先生がいる、あるいはこの病院は昔からの付き合いであって、細かな具体的な自分に行われる処置や様々な手技、それから診断、経過そういうものに対しては、院内に入ってから実際に自らが経験してからの情報ということになります。そのような意味においては、医療消費者が持てる医療機関に関する情報は現在のところ信頼性の高いものではないということになります。

3　医療制度改革について

戦後五〇年以上が経過し、大きく産業構造や人びとのライフスタイルが変化し、それに伴い様々な分野において見直しがなされている現状で、医療を取り巻く諸環境にも改善が迫られています。今は現行のヘルスケアシステムを抜本的に見直すことにより二一世紀に対応可能なシステムへと移行する非常に重要な時期といえます。医療制度改革も現在進行中ですが、それらについて消費者の視点から若干の分析を試みる前に、医療制度改革の視点についてまとめてみたいと思います。

現在進められている厚生労働省の医療制度改革の柱は「保健医療システムの改革」、「診療報酬体系の改革」、「医療保険制度の改革」の三本で、これらを総合的に改革することによって推進しようとするものです(3)。まず、このうち患者負担や新たな高齢者負担が議論となっている保険医療制度改革について検討してみたいと思います。

患者負担増について

まず、医療制度改革関連法案についての簡単な分析をしてみたいと思います。最初に患者負担が三割になるということについてですが、患者の視点からみた場合、他の消費と同様に考えると、値上がりということになります。価格が上がるということは消費者にとってはうれしいことではありません。現状の日本の医療費の増加や、高齢化率など、様々な社会保障に関する問題を欧米諸国と比較すれば政策としては止むを得ない決断なのは理解できますが。

しかしながらここで問題なのは、一人の医療消費者としては、価格に納得しなければならないということです。対価を支払う際に提供されたサービスに「満足する」ことが前提ということです。私たちは日常の生活のなかで、同じものでも「品質がいい」、「ブランド品など会社やサービス提供母体に信頼を寄せている」などの付加価値がついていると認識してより高価なものを購入するという消費行動をとります。もう少し噛み砕くと、三割負担の根拠に国民全体が納得するということだと思います。患者負担が増加するということはトータル的によりよい医療が確実に提供されていくシステムに変化していかなければならないということです。もう一点懸念されることは高齢化の流れは当分変わることがないなかで、将来も三割上限を維持できるかということです。このことは多くの研究者などが分析しており、将来的にさらに負担増となることが予測されていますが、残念ながら、現在の医療保障制度を維持していくだけの具体策というのは、今は正直いって一消費者としてはみえないと思います。

簡単な結論としては、医療消費者はお金を多く支払わなければならないので、「賢い消費者」にならなければならないということです。現在の医療制度改革には医療サービス提供サイドについては詳細な指導や教育がなされていますが、医療の消費側には、何割負担になるか、あるいはどのような制度改革かについての概要のみの周知であり、もう少し医療消費者がエンパワメントできるよう、医療制度や患者役割、あるいはヘルスケアシステムについて学習する機会を強化する必要があると思います。

高齢者医療制度について

高齢者の医療において七〇歳以上も一割負担を原則とする制度についてですが、バブル崩壊後、いまだ回復の目処がまったくみえていないこの経済状況のなかで、中小企業の従業員や高齢者の位置づけや立場は非常に厳しい現実となっています。

保険制度というのは、元気なときに拠出をすることによって、いざとなった場合保障される制度ですが、このビスマルクの時代にできた社会保障制度は、もともと労働者の「アメとムチ」政策からできたものであります。この制度では病気を事故と考え、もし事故に遭遇したとき、しっかり医療費を保障してあげます。だから事故に対する不安は考えず、今はただ一生懸命働きなさいといったシステムです。しかしながら現状では精一杯働く機会が提供されていない人びとが多くいる状況下であり、また働くことができても、リストラや倒産などいつどのような形で収入の手段を絶たれてしまうかもしれないという現実のなかで多くの人びとは生活しています。このような現実社会のなかで今つきつけられている「病気自己責任論」と「社会保障制度改革」との関係は消費者にとってはかなり厳しい課題といえると思います。昨今、消費者の医療不信や、医療に対する患者の苦情が多くなったということがよくいわれますが、これは当然のように思われます。

以前、高齢者の医療費の無料化を検討した当時の担当の方にお話をお聞きしたことがあります。高齢者の医療費を無料にする以前は高齢者が病院にあまり来なかった背景がうかがえるということです。実態調査を実施したところ、高齢者に「どうして?」と聞くと「収入がなくなった私たち高齢者が、お嫁さんにただでさえ食事の世話になっている。生活の世話になっているのに、ここで病気が発覚して医療費負担をかけてしまうのは、これはもうおこがましいことである」と。このことは介護の問題とも関係してくるのですが、このようなヒヤリング調査の結果から、無料化の議論がなされたと聞いたときに、すごく考えさせられました。ですから現実問題として今の流れのなかで、元気なうちにこれから貯蓄をすることが可能でその計画を立てられる世代であれば大丈夫かもしれませんけれども、現実に社会的に弱者の分野に入る人びとにとってはますます厳しい環境が作られていくことになります。

現在は社会的弱者である高齢者も、つい最近までは現役の社会人であった人びとがほとんどであり、日本経済に多大な貢献をしてきたわけです。ですから年金制度と同様、医療費を社会が保障してきたこの論理が現状では維持することができなくなってきている状況下というのは非常につらい状況です。社会保障制度は将来の人口予測を考慮に入れ、様々な調整を図っていくものですが、現在の各世代層に極端な、あるいは偏った負担をかけないことも重要な視点ではないかと思われます。医療費の高騰をどうするかということについては答えになっていないかもしれません。小泉改革は「痛み分け」という言葉を使用しておりますが、医療消費者と医療供給者側の双方に痛みを分けるとするという前提で考えると、医療消費者側には十分痛い思いをさせることになると思います。いずれにしても現在の制度改革をみると、医療消費者は医療にかかるお金を多く支払わなければならなくなったことは確かです。「賢い消費者になること」は、自らの状況を守るあたりまえの責務かなという気がしております。

医療サービス提供側に対する制度改革について

今度は、医療サービス提供側について分析してみたいと思います。厚生労働省の医療提供体制改革を進めるための具体的な項目としては、「病院病床の機能の明確化・重点化」、「根拠にもとづく医療（EBM）の推進」、「医療における適切な人材の育成・確保」、「医療における情報提供の推進」、「医療におけるIT化の推進」、「医療安全対策の総合的推進」、「救急医療の充実・確保」、「医療機関経営に関する規制の見直し」が掲げられています。

ここで医療制度改革についても影響を及ぼすと思われる内閣総理大臣の諮問に応じ、経済社会の構造改革を進める上で必要な規制のあり方の改革に関する基本的事項を総合的に調査審議している「総合規制改革会議」の内容についてご紹介したいと思います。平成一四年一二月に『規制改革の推進に関する第二次答申――経済活性化のために重点的に推進すべき規制改革』がまとめられております(4)。ここでは「医療のＩＴ化の推進による医療事務の効率化」、「患者(被保険者)の主体的な選択の促進」、「診療報酬体系の見直し」、「医療提供制度」、「医薬品に関する規制緩和」について取り上げ提言を行っています。本会議では問題意識として、患者本位の医療サービスを実現するための改革はいまだ不十分との認識のもとに、①医療の質の向上や安全性の確保を図りつつ、医療サービス提供上の無駄を徹底的に排除し、効率的な医療サービスを実現すること、および②医療の透明性が確保され、自らの選択が尊重されるようになることが必要であるとしています。さらに本会議では、今年に入って重点検討事項案を一二項目提示しています。そのなかで医療に関しては、(1)株式会社などによる医療機関経営の解禁、(2)いわゆる「混合診療」の解禁(保険診療と保険外診療の併用)、(3)労働者派遣業務の医療分野(医師・看護師など)への対象拡大、(4)医薬品の一般小売店における販売としています。

これらの諸改革推進によって、今の日本の医療界に求められている改革の視点はほぼ定まってきているといえます。

診療報酬や薬価基準見直しなどについて

診療報酬や薬価基準などの改革と、公的医療保険の守備範囲の見直しについてみていきたいと思います。診療報酬体系の見直しにつきまして、はじめて引き下げるという政策を政府がとったことは大きな意味があると思います。これまで様々な問題から実現できなかった引き下げを実行に移すことによって大きく改革が前進することは間違いないと思われます。しかしながら、引き下げることで患者負担との痛みわけという考え方でありますが、病院経営にとっては、診療報酬はすべてといってもいいくらい重要であります。ちょっと極端な言い方ですが、この患者のための改革が逆に患者が実は損をすることがあることも想定されることが懸念されるところです。すでにその兆候はみられているような気がいたします。つまり引き下げられた部分を病院側はどうやって工夫していくかということです。あくまでも患者の視点にたって院内のシステムの改革を図ることがはたして可能かどうかということです。

最近、けがをした学生をある診療所に連れて行きました。その学生にはもともと先天性の皮膚疾患があるのですが、かかりつけの病院が遠かったので、近隣の医院を訪れました。そこでの一場面から、この学生とかかりつけ医とは生まれたときからの関係で、医師も患者であるこの学生の病気のみではなく、患者の皮膚の特性や体質なども理解しており、場合によっては患者の痛みもある程度共有できていたのではないかと思われることが近隣の診療所の医師と患者の問答からうかがえました。滅菌ガーゼの使用に関してだったのですが、通常けがをした場合には、かかりつけ医師からは一枚ではなくて、三枚から四枚貼ってもらっていることを慣習にしていると彼はいうわけです。しかしながら、皮膚科の診療所の医師はこの程度のけがでは「保険では一枚、これ以上は自己負担になる。あなたは学生ですけれどもその場で払えますか」と、すぐ直球を投げてこられていました。患者である学生はそれでも必要であると希望し、医師は差額分を調べて結局少額だったので、学生が自己負担するということになりました。そこで感じたのは、診察室で痛みと戦っている患者本人に意思がはっきりしているからといってお金の問題を唐突に出して処方を決めていくのはどうかと思いました。実際はかかりつけ医も同様にしており、両親が支払をしているか、あるいはいちいち診察場面でいわないので本人が分からないのだと推測されますが。

このような場面は、自由診療制を導入している歯科の領域ではよくみられる場面だと思います。一例をあげますと、入れ歯の際に保険適用のものと保険の利かないもののどちらを選択するかということがよく聞かれます。この問題については、保険適用とそうでないものとは入れ歯の素材が違うし、また技術料も違うといった意見があります。

混合診療の解禁により、混乱が起きた場合、被害に遭遇するのは、やはり「患者」です。新たな制度改革では患者に対する影響をもう少し詳細に分析していくべきだと思います。日本は、自由主義国家ではありますが、国際的に福祉国家を堅持していく責務があると私は思います。
また、診療報酬算定については、従来の出来高払いから部分的に標準化をベースにした包括払いに移行していくわけですが、「個体差（個人差）」が気になります。確かに出来高払い制がもたらした過剰診療は問題かもしれませんが、すべてが過剰診療ではなかったのかもしれないということです。本ケースで患者が主張している「家に帰るまで、四枚貼ってもらって帰宅したい。そうすれば衣服との摩擦などによる痛みを心配せずに安心できる」という内容は重要な視点だと思います。患者個人の病状、症状に対して、本人の主観的な感覚をも考慮に入れられるような柔軟なものであって欲しいと思います。患者の安心は医療にとって重要な目的であると思いますので。しかしながら、このことを問題にすると、ますます医療費が高騰してしまう可能性がありますので、まったく難しい問題です。

実際に私も約二年程前に、耳の病気で大学病院に約一ヶ月程入院したことがあるのですが、もともと私は頭痛もちで肩こりがひどい方です。しばらく寝たきりで動けなかったので、肩が凝ってしまって頭が痛くなりました。シップが欲しいと主治医に頼んだのです。病棟は耳鼻科と眼科の共同の病棟で、主治医は耳鼻科の医師でした。すると主治医は、「ちょっと待って下さいね。ちょっと診断名をつけないと出せませんから」といって困った顔をされました。確かに、耳の病気でそんなにたくさんの肩凝り用のシップはいらないだろうと思います。しかし、患者の立場からすると、耳が治るためには療養環境も非常に重要であり、また、身体全身の症状は疾患部位ではなくても大きく影響すると思われるのですが。ましてや「痛み」は重要なファクターであり、これらの要素がしっかりと診療報酬制度のなかに組み込まれることを願いたいと思います。

次に、薬価基準の見直しについてですが、すでに実行されているなかで、薬価差、薬剤費が減少、薬剤比率も欧米並みに低下してきており、進行中といった感じです。今後も継続して見直しの方向を進めていただきたいと思いますが、製薬会社などからの主張にみられる「新薬の開発」についての考え方には留意しなければならないと思います。新しい発見や新しい開発にかける費用というものは、結果が出るまではもしかしたら無駄な費用かもしれないということが多々見受けられることです。何千万円も投資したけれども、結局はみつからなかった、発見できなかった、あるいはできなかったという領域であることを考慮に入れなければならないと思われます。すごい開発をすればその後私たちは恩恵をこうむるわけですけれど、それまでのプロセスたるものはつぶれるものがほとんどでほんの一部の研究開発のみであるし、小さな研究の積み重ねがやがて効果を生み出すことがあります。しかしながら、透明性は保持することが原則と思われます。

公的医療保険の守備範囲の見直しについてですが、先程からの議論と重なりますが、日本は、公的医療をベースとするイギリス制度のデメリット、自由診療制をベースとするアメリカ制度のデメリット、あるいは他の福祉国家の諸制度をよく検討・吟味して慎重に対応すべき問題であると同時に、医療は高い社会性を持っていることを常に視野に入れるべきであると思います。歴史的視点からみると、もともと収容施設というものは、寺院や教会などから、いかなる人びとをも受け入れるという姿勢で始まっているわけであり、医療のベースは公的カバーを主軸におくべきであると思います。ビジネスの視点の導入により効率化・競争原理が働き活性化・健全化するとは思いますが、あくまでも営利を全面に出す業界ではないと思います。

病床区分について

二〇〇一年三月に施行された第四次医療法のなかで決められたこれまでのその他病床を一般病床と療養病床に区分することについては、届け出が二〇〇三年八月期限となっています。この問題は医療機関のあり方に大きく影響することといわれております。二〇〇二年一一月一日現在で病床区分の届け出が必要な一二八万床のうち、届け出ているのは、一般病床二一万床、療養病床一三万床の計三四万床でまだ全体の二七％にとどまっている現状となっています(5)。まだ届け出ていない病院については、地域の医療事情と自院の中長期計画などを視野に入れ決定し届け出ることが要求されていますが、一人の医療消費者の立場からみると、病院の機能の決定や分散については、公的コントロールなしに自由に決定されてよいかということが心配になります。より高度化・複雑化する医療のなかで自らの首尾範囲についての決定は容易でないと思われます。もう少し一般病床・療養病床それぞれに求められる様々な要素についての誘導を政策として行ってもよいのではないかと思われますが。また、地域の医療ニーズについての調査などを詳細に実施し、現状の医療分布についての分析を通し、医療機関に対する指導などを行っていくことも必要ではないかと思われます。

救急医療や小児医療の整備についても現在の制度改革のなかで提唱されています。後ほどご紹介いたしますが、以前、イギリスのシェフィールド大学に短期留学しておりました。シェフィールド大学はもともと医学部から発展したこともあり、病院を三つほど併設しています。そのなかの小児病院を訪問させてもらいました際のインタビューで感じたことは、国営ですから、採算性の問題はあるとしても、小児医療や救急医療は国レベルでの議論となっていることです。ＮＨＳ主催の学会でも、救急時のヘリコプター使用についての基準について議論が展開されておりました(6)。医療機関の自主性にのみ委ねるのではなく、医療におけるサービスの基準を一定水準以上に保持して頂くことは、医療消費者にとって医療制度改革にもっとも期待したいところです。

その他の保健医療システムの改革について

次に、患者の視点からみた、その他の保健医療システムの改革と健康の保持の関係について分析したいと思います。二〇〇〇年三月から第三次国民健康づくり運動として開始された「健康日本二一」をもとに、二〇〇三年五月には健康増進法がスタートします。この「健康日本二一」は、一次予防の更なる重視や、健康支援のための環境整備、評価の視点の取り入れ、連携の強化などを目標としており、この運動の実践により、疾病予防の推進がなされ、健康で豊かな二一世紀の社会が構築できるとするものです。キーワードとしては「平均寿命」という言葉のみだけではなく、「健康寿命」という考え方すなわち、チューブ付けなどではなく、どれだけ元気な状態でいられるかといった寿命の方がより重要であるという考え方としています。事実平均寿命はトップであっても、これからの「健康日本二一」のなかでは、元気な状態をどれだけ保てるかという新しい目標に向かって様々なことをしなければいけないというものです。その場合、QOLの向上は当然必要な視点でしょう。それから健康予防に関するEBMなデータが非常に少ないということが懸念されます。

以前イギリス・シェフィールド大学に短期留学したことはご紹介しましたが、もともとイギリスに関心を持ったのは、文献上はNHSという制度はすばらしい制度だと思ったからです。効率化の問題その他様々な諸問題が多いイギリスですが、シンプルに医療費の無料化ということは魅力的であると感じたので、イギリス人はどのようにこの制度を評価しているかを確認したかったのです。留学中にイギリス人にNHS制度についてインタビューをしたところをまとめると、ほとんどの人びとがNHS制度の内容や守備範囲については不安や問題点を指摘するものの、制度全体に対しては評価していました。最近のイギリスでは、NHSでカバーしきれない問題点については、民間病院などでの対応が進んできているという現状であり、進化していると思われます。

また、シェフィールド大学にはＳＨＡＲＲといわれる保健医療、福祉に関する様々な調査研究をする機関がありました。そこではトリニティ地域のＮＨＳとの共同で研究プロジェクトを進めていました。ある研究の調査票を拝見させてもらったときにやや驚いたことは、様々な代替療法、ホメオパシーなども含めて、一般の人に利用状況を調査していたことです。ホメオパシーの利用頻度などについても聞いていました。

最近では日本においてもにわかに周知されてきておりますが、一般調査を行ってもホメオパシーについての周知度はわが国では非常に低いと思われます。ドイツなどは代替医療について保険適用になっている場合があるくらいですから、そういうことも考えますと、信頼性についてはまだ確保されていないとしても、人びとが代替療法を利用している状況があるならば、それらに関するデータを早急に集め、分析する必要があるのではないかと思います。

数年前に札幌市全体の特別養護老人ホームに、一斉に代替療法の取り入れ状況について調査したことがありますが、その結果をみますと、実際に代替療法を取り入れている施設はまだ少数ではありますが、代替療法が保険適用になれば積極的に導入したいといった意見や、取り入れを検討中であるという施設が多くみられました(7)。介護報酬見直しが始まりますが、そのあたりも視野に入れて是非検討していただきたいと思います。

それからサプリメントについても同様です。口のなかに入れるものは、医食同源という考え方からすれば、最近は重要性が認識され始めていますが、視野に入れて国がカバーしていく必要があると思います。すでにアメリカやイギリスなどでもそういうような研究機関がたくさんできておりますので、必要な課題だと思います。

医療のIT化について

現状では、IT化に対応できる病院はごく限られており、他の病院にとってIT化の推進は財政的にみても現実的にはとても負担の大きいことだと思います。例えばマスコミなどでたびたび紹介される大病院や有名病院、あるいは経済的に潤っている病院、または院長やその他の幹部職員の方針が先進的で一致している病院などでは、電子カルテの導入に積極的であったり、遠隔医療に取り組んでおられるのが日本の医療の現状だと思います。

医療のIT化においては、システムの導入時に発生する問題として、現実的にどのような情報をどのような形で集約するかというまずはソフトの面と、それらのシステムを実際に稼動させるハードの問題の両面があると思います。前者のソフト面については、各医療従事者がそれぞれの業務に必要な情報を整理し、お互いに出し合いまとめる作業が必要だと思われます。この場合、患者の主観的評価など患者からの情報も是非視野に入れるべきだと思います。医療従事者と患者・患者家族双方から生ずる情報を集約することが肝要だと思います。後者の現実的なシステムの開発と運用については、エンジニアの参加は不可欠です。院内だけでの完結は現実的には難しく、企業や専門的知識を持っている人びととの共同開発が必要になります。さらに、現実的に膨大なコストがかかるという問題もありますが、この点に関しては行政が補助をしていく方向で進められています。

医療のＩＴ化に関連して、診療情報管理士の活躍が期待されています。診療録管理士から診療情報管理士という名称に変更され、養成教育も日本病院会が中心となり、積極的に強化されており、平成一五年四月より全日本病院協会、日本医療法人協会、日本精神科病院協会も加わり、四病院団体協議会認定資格となりました。残念ながら現状ではまだ国家資格になっておらず、十分に活躍の場が提供されていない場合も少なくありません。今後病院の情報を一元化していく際の重要な立場となることが期待されている職種ですが、なかなか院内全体で統一したコードや分類法を使用することは難しい現状であります。医師のカルテ内容や記載と診療情報の管理としてのフォーマットとが必ずしも一致しない場合も少なくない状況のなかで、医療情報が一元化されていくにはまだ若干の時間がかかりそうです。患者の立場からすると自らの心身両面に関する情報は関連する医療従事者に共有してもらい、できるだけ効果の高い治療を実践してもらいたいことはいうまでもありません。リスクマネジャーについても同様です。国立病院などではすでに看護師長職レベルの方々が中心になって配置されていますけれども、実際に職種による違い、考え方の違いを乗り越えて、院内のシステムの改善にのぞむという業務は困難なものと推測されます。まして医療事故の背景に潜む様々な要因を一つ一つひもといていく業務には相応の独立した権限と、サポート体制としてIT化は必須だと思われます。

4　患者の視点からみた医療事故について――他の事故との比較から

次に患者の視点からみた医療事故について分析してみたいと思います。医療制度改革が進められる背景には、国民の医療不信を取り除き、安心した医療社会の構築を視野に入れているわけですが、この国民の医療不信にもっとも影響を及ぼしていると思われるのが医療事故です。他の事故との比較からという切り口で分析してみました(**表3**)。医事訴訟では、事故として実際に訴訟になった場合には「過誤」という言い方で扱うことがほとんどなわけですけれども、争点となるのは、故意か過失か、そして回避可能だったか、予見性、予測可能性が十分であったかなどが問われます。それから日本には医事法という法律は直接存在しておりませんし、イギリスやアメリカのような判例法の国でもありません。通常の争い方は民法もしくは刑法、ですから損害賠償の請求もしくは、傷害罪、殺人罪あるいは殺人幇助罪といわれるような、一般的な事象に適応可能な領域で争われるわけです。

ここで、医療事故を分析する前に、社会現象のなかで、事故というのはどういう領域で発生しているのかということを考えてみました。一般的な事故で、最も人間が作り出した文明の利器で死を

表3　患者の視点からみた医療事故について
――他の事故との比較から

○医事訴訟では「事故」として争わず、「過誤」として扱う場合が多い(争点:故意か過失か、回避可能か、予見性(予測可能性)が十分であったかなど)通常民法もしくは刑法で争う(損害賠償、傷害罪など)場合が多い

○社会現象の中でもっとも一般的な事故⇒「自動車事故」:人間が創り出した文明の利器でもっとも人間に「死」をもたらしているもの

○その他の重大事故:原子力発電所などにおける事故⇒対象者が限定され、頻度も低い(起きた場合には最新の医学的な処置が求められる)

○医療事故とよく比較されるのが「航空機事故」である

○現在の医療機関で発生している医療事故の頻度は、航空機事故を遥かに上回っている(インフォームド・コンセント訴訟判決で医師の説明義務内容を、飛行機が墜落するくらいの頻度における後遺症の可能性であり義務はなかったとしたケースがある)

もたらしているのは、自動車事故だとある研究者がいっておりましたけれども、確かにそうだなと思います。数的には圧倒的ですし、世界的に車社会のなかで日常的に発生しています。通常加害者は保険に加入しています。事故発生後の解決については、警察署が事故現場を確認し、判断します。事故を起こした本人には、点数が減点されていく制度になっています。運転する権利は運転免許の獲得により可能となり、通常は民間の教習所において練習を重ね、試験にパスして、さらに更新をしていきます。同乗者については原則的には運転するものを信頼して乗っています。

その他の重大事故としましては、原子力発電所などにおける事故があります。対象者が限定され、この種の事故は頻度としてはものすごく低いものです。発生した場合には最新の医学的な処置が求められます。したがって特定の医療機関に最新の知識や技術を要求して治療にあ

たる場合がほとんどです。事故責任についても、行政や国家的責任にあたる場合があり、慎重に対応されます。

より頻繁に取り上げられ、病院などでも医療事故と比較検討されているのが「航空機事故」です。航空機産業におけるリスクマネジメント対策などを病院のなかに導入するという動きが最近多く見受けられます。現在の医療機関で発生している医療事故の頻度は、航空機事故をはるかに上回っているといわれております。事故報道の数を数値的に出した場合、それだと飛行機は日常的に墜落していないといけないことになります。一週間に一度くらい落ちていないといけないぐらいの医療事故報道の数だと分析されておりますが、以前インフォームド・コンセントの訴訟判決で、具体的に医師の説明義務内容を、裁判官が比較する際に、「飛行機が墜落するぐらいの頻度における後遺症の可能性だから、説明義務はない」というように飛行機事故を実際に判決文に使っているケースがありましたが、それくらい航空機事故の頻度は低いという意味になります。

航空機事故の特徴について

では航空機事故というのはどのような特徴をもっているのだろうかということを改めてみてみますと、通常航空機過誤とはいいません。「過誤」ということは使用せず事故といいます。事故後はボイスレコーダーの分析を事故調査会(第三者)が行うシステムが確立しています。利用者はパイロットが誰であるかやキャビンアテンダント、整備士のことは一切知らされずに搭乗飛行機を決定します。決め手は航空会社、時間その他、運賃などです。事故発生時に被害に遭うのは、搭乗者のみではなくパイロットらも同様の危険を背負います。つまり一種の「運命共同体」であります。ここは医療とは大きく違うのではないかと思います。したがって、禁煙の徹底や迷惑行為の防止、電子機器使用の制限など、搭乗者にも厳しいルールを課します。パイロットらの手すなわち技術等力量には、重大な責任を背負わされていることになります。ジャンボ機ですと乗客・乗務員を合わせると、約五八〇名の命が一手にパイロットらの腕にかかってくるのです。

基本的には航空機の利用は目的地を定めない限り一般には利用しなくてもいいものです。ここも医療とは異なる点だと思います。病気になった時、基本的には医療機関を利用するしかありません。しかし、海外など陸路が確保されていない場所への移動には必ず必要なので、公共性を持っており、嗜好品などとは若干異なります。絶対乗らなければならないわけではなく、自分で選択してできる交通手段ではありますが、仕事などで遠隔地や、大陸が離れている場所へ必然的に移動しなければならない場合には、必要不可欠ということになり、通常の購買とは違うという特徴をもっていると思います。従事者間の信頼関係はかなり厚く、機長にすべての責任と信頼が集まっています。この理由は明快で全員が一斉に一つの密室状態になるわけですから。同じ密室の議論として取り上げられる手術室の場合では、医療従事者と患者が運命共同体ではないのです。手術室から帰らぬ人となって患者が出てきても、医療従事者は帰らぬ人となることは重大な感染の被害などに遭わなければ基本的にはあり得ません。患者は少なくとも医師をはじめとする医療従事者も自分の「運命の共同体」であって欲しいと、そこまでではなくても現実に自らの運命を確実に左右する人びとであると思っていることは確かです。

また、パイロット自身もその他のスタッフを信頼しています。まず客室乗務員ですが、見ず知らずの五〇〇名以上の人間についての取りまとめ一切をすべて任されています。それから整備士です。パイロットの技術がいくら高度でも、基本的な機体そのものに欠陥や不備があってはどうすることもできません。同じ会社である整備士にある意味自分の命を預けているのです。さらに、登場人物がいます。基本的にはパイロットの技量の問題だと思われますが、夜間の飛行が可能なのは管制塔の指示に従っているからです。もう一人の登場人物、管制塔というチェック機能があるわけです。このような万全の態勢を常時とっているため、起きたことについては「過誤」ではなく、「事故」なのです。

しかしながらこのような万全の状態でのフライトにでもまれに事故が生じます。羽のない人間には本来不可能な、空を飛ぶという人間の夢を実現させましたが、現実的にまだまだ自然現象には予測されないことが多々あります。ましてや空で起こりうることすべてが予知できることはできないかもしれません。天候というある意味できまぐれで未知との挑戦ということになります。この点では医療も類似します。「人体」もまだまだ未知のことがたくさんあり、手術などでは、実際に開腹してみなければ分からないことが多くあると思われます。また、個々人の人間には「個体差」があり、標準の輸血量をはるかに超える出血量だったなどということはたびたびあることで、よって一〇〇％術前の説明の通りではなかったということもしばしばでしょう。

航空機事故では、ニアミスがあった場合にはただちに報道されるシステムとなっています。どんな小さなニアミスであってもかなりの確率で社会に報道されます。パイロットらの立場からすると、経営上の問題としてタイヤの整備を怠るとか、経費削減などの経営的視点からのリスクの発生は絶対許せないからです。なぜなら日々みずからの命をかけて会社のために働いているのですから、当然従業員の生命を守る責務が使用者にはあるという考え方です。このことは、現在課題になっている、病院の病院長対勤務医師の関係などにも類似する点があるかと思います。実際に患者に携わっている医師は、患者のために行いたい治療があっても、経営者、部長の職種を持っている人がノーであるとか、ここまでの治療でストップというようなことがあり患者に治療を十分に実施できないということが起きてはいけないと思います。

さらに、航空機事故の特徴としていえることとしては、事故発生時の被害が非常に大きいことです。これは医療とは少し違うと思います。死亡というアウトカムが生ずるのが一人二人ではないわけです。一度事故が発生した場合には、五〇〇、一〇〇〇、二〇〇〇、といった数なので、慎重にならなければ

ざるを得ません。航空機業界における業務スタンダードが確立しやすい背景には、この業界は簡単に参入できる業界ではなく、現実に日本においても二社くらいで世界的にも各国一～二社程度です。ここは病院の場合大きく異なる点だと思います。同一法人による経営であってもせいぜい数病院ですし、全国の病院のうち国立病院など公的の占める割合が大部分という国でもありません。多くは民間の個人病院です。一度開設が認められてしまえば、その後の経営というのは、かなりの部分裁量に任されていくわけです。この点は大きく異なる点であると思います。

以上航空機事故について、病院との比較を視野に入れながら分析しましたが、両者にはかなりの違いがあることが明らかにされたと思います。ですから医療事故について検討する際には、これらの違いをしっかり考慮に入れて対策を立てる必要があると思います。

医療事故の特徴について――東京女子医大女児死亡事件を例に

次に、最近新聞記事をにぎわせた医療事故の女子医大の女児死亡事件について分析したいと思います（表4）。異例な逮捕という形になったわけですけれども、患者は死亡ということから医療のアウトカムは最悪の結果となっています。操作ミスであるということ、加えて看護記録を含むカルテの改ざんの発覚、それから医療費以外に金銭の授受があったことなどを考えると医療社会全体の慣習のまずさが浮き彫りになっています。また、高次機能病院・特定機能病院取消し処分ですが、制

表4　医療事故の特徴について(東京女子医大女児死亡事件を例に)

○患者死亡→最悪の結果
○人工心肺装置の操作ミス
○カルテ改ざん(看護記録含む)
○金銭の授受(通常医療費以外)
○高次機能病院「特定機能病院」取り消し
○装置の使用上の問題(交換の時期など、コスト管理)、
○危険性に対する対処の不足(マニュアル、安全システム未整備)
○チーム医療の乱れ(看護師対医師、臨床工学技士対若手医師)
○絶対服従の病院組織体制
○医師の臨床実践教育の不足
○インフォームド・コンセントの原理に反する説明

度的に役割分担された病院機能分類のなかで設備も整いレベルが高いと認められている病院の信頼を損ねたことも大きな問題といえます。さらに操作の使用上の問題があります。交換の時期の問題やコスト管理、チューブの使用に関しては技士の判断により一週間交換でよかったと思っていたと推察されること、使い捨てだがもう一回使えると思っていたことなどが問題視されています。実際のところはどのあたりまでが真実で、証拠はどこまでが本当なのか分かりませんけれども、この議論のなかにはコストの問題も背景にあると思います。

危険性に対する対処の不足、マニュアルの不備、安全システムの未整備、すでにこのような事故が起こることは想定されていたということでありますが、予防の視点というのは、通常は軽視されやすく、現実的対処がなされていなかったということです。チーム医療の乱れ、看護師対医師の関係、臨床工学技士対若手医師の関係と

いった背景にはこの事故に関連する人間関係の問題もあったことがうかがえる事故です。ある種の考え方の違いが最初からあったといわれておりますが、先程の航空機産業と比べた場合、チーム医療には本来の意味での職種を超えた共同意識がやや薄いのではないかと思われます。職種や科ごとに異なる小社会の成立や、絶対服従の体制や、組織の体制がある種ピラミッド的になっていることが多々見受けられる病院組織の体制のなかでは真のチーム医療というのはなかなか形成されない場合が多いのではないかと思います。医師の臨床実践教育の不足も問題視されていました。このケースについては、臨床工学技士と若手医師との対応は機械の操作に限定していえば、医師という資格をもっていても、技士の方が通常使用しているため、慣れているということも現実問題としてあったかもしれませんし逆だったかもしれません。ですから実際の実践教育の不足が指摘されるのはある意味当然と思われます。

最後にインフォームド・コンセント原理に反する説明のあり方ですが、インフォームド・コンセント原理では、当然開示される情報の内容は真実でなければいけないというものです。これは医療における医師―患者関係の信頼形成にとって基本的な事項です。今までの日本的な考え方のなかには、真実を伝えても予後が不良であったり、結末が悪い場合には、原理に反してでもある意味裁量を持たせてもいいのではないかとの議論がありますが、本ケースに関しては、これは明らかに間違っていると思われます。本ケースのような危険性を潜在的に持っている医療機関は多くあると思われますので、各医療機関は早急に院内のなかの体制を見直し、一人でも多くの患者という弱者の被害者を出さないためにも必要であると思われます。

5　医療の質評価に対する取組み

日本医療機能評価機構の役割

医療の質の向上に貢献することを主目的として、日本医療機能評価機構により病院評価が行われております。受審する病院は増加傾向であり、徐々に第三者評価が日本の医療社会にも浸透してきています。現在は、バージョン四・〇という新しい評価体系となっており、より踏み込んだ評価内容により病院医療の質確保に関する活動を行っております。**表5**が日本医療機能評価機構の評価項目体系ですが、左側から右側に評価項目体系がかわり、患者の視点からみた医療のあり方についての評価項目が強化されています。

米国医療の質委員会(The Committee on the Quality of Health Care in America)の報告書によると、医療システムを改善するには、「安全性」、「有効性」、「患者中心志向」、「適時性」、「効率性」、「公正性」の六項目の目標達成が必要であるとしています[8]。このうち、「患者中心志向」については、多くの患者の不満は、「意思決定に参加できない」、「欲しい情報が手に入らない」、「話を聞いてもらえな

表5　患者の視点からみた医療評価について――日本医療機能評価機構による病院評価(JCQHC)

1　病院の理念と組織的基盤	1　病院組織の運営と地域における役割
2　地域ニーズの反映	2　患者の権利と安全の確保
3　診療の質の確保	3　療養環境と患者サービス
4　看護の適切な提供	4　診療の質の確保
5　患者の満足と安心	5　看護の適切な提供
6　病院運営管理の合理性	6　病院運営管理の合理性

↑

患者中心の視点が含まれたより質の高い病院評価へ向けて改訂作業が進められている

い」、「自分たちのニーズに対応する医療システムに入り込めないというところにある」としており、患者参加の医療システムへの改革を促しています。またその際の留意点として、「コミュニケーションのあり方と同様に、患者がいかに積極的に意思決定に関与したいと望むかは、人によって異なっている。そこに大きな役割を果たしたいと望んでいる患者がいる一方で、主治医にすべて任せてもよいと考えている患者もいる。患者中心の医療が目指す究極の目標は、個々の患者固有のニーズとおかれている状況に合わせた医療、すなわち個人を医療に合わせるのではなく、医療を個人に合わせて修正・調整することにある」をあげ、新しい医療システムの目指す方向性をはっきりと打ち出しています。すでに前述しましたが、「個人差(個体差)」を医療のなかにしっかりと位置づけ取り入れることは必要不可欠であると私は考えています。

次に日本の医療評価の現状と問題点について考えてみますと、医療制度改革においても、日本医療機能評価機構による受審病院数を平成一八年度までに二〇〇〇病院とすることを促進するとしていますが、現状では一〇〇〇病院弱であります。全国に約九〇〇〇病院ありますので、残りの八〇〇〇病院についてはまだです。患者の視点からみた場合、自分の地域においてどうであるかがまず問題になるわけで、実際に自分たちが受診する医療機関の質が保障されることを強く望んでいると思われます。今後三割負担でますます医療に対する自己負担が増加するなかで、受診する医療の質は是非確保して欲しいと望むのが自然だと思われます。少しでも多くの医療機関が受審することによって、標準的な医療評価スタンダードが医療社会に根づくことが必要であると思われます。

さらに多くの研究者が指摘しております、評価の三つの視点でありますストラクチャー、プロセス、アウトカムのうち、ストラクチャー中心からプロセス、アウトカム評価も行えるようにすることが課題であります。医療機能評価機構においても、患者を軸に病棟を評価することによりプロセス重視の評価が可能となってまいりました。アウトカム評価も徐々に取り入れており、総合的な質評価ツールが開発されつつあります。

次に課題としてあげられるのは、診療所評価がまったく行われておらず、福祉施設評価においてもやっと始まったばかりだということです。患者の動きを軸に「医療の継続性」の視点からみた場合、当然診療所や福祉施設の質も確保されなければトータル的な患者中心のヘルスケアシステムとはいえないと思われます。今年度から福祉施設評価が本格的に開始される予定ですが、まだ病院評価と連携されておらず、評価手法などにかなりの違いがみられます。診療所評価についてですが、初期診療・初期診断・初期治療はもっとも重要な場面だと思われますので、早急に診療所における評価のあり方について検討されることがわが国には必要であると思われます。この点に関しては、欧米と比較して遅れているといわざるを得ないと思います。

英国病院にはレファーレルユニットというセクションがありまして、シェフィールド大学病院のなかにもありました。そこには常駐の看護師が二名、ベッドは二床です。ここでは、看護師がGPと病院医師との間にたって患者紹介の受け入れと紹介が行われています。GPから紹介された患者に対し、看護診断なども含めて、病院のなかのどの医師が適任であるか、どの病棟がふさわしいかといったことを決定しています。私が訪問した時にも患者さんがおり、看護師らが問診や紹介状の内容確認とGPへの詳細な問い合わせのあと、病院内の医師に連絡し、医師がレファーレルセクションに患者をひき取りにきていました。

イギリスでは病院の専門医はGPの紹介なしでは患者を診断・治療できないシステムになっていますので、日本とは事情がかなり違います。日本の場合は患者が直接大学病院にいって、大学病院の医師に診てもらうことができますけれども、イギリスではGPの医師は患者のリストというものを掌握しておりますので、GPの質の低下が大きな問題となっており、臨床教育も強化されました。

事情は異なりますが、日本でも最初は近隣の診療所へ患者が行く場合がほとんどですから、そういう意味で診療所の評価というのはやはり大事ではないかと思います。

もう一点は、入院するのも副作用に苦しむのも患者であるという視点をあくまでも評価のなかに取り入れることが必要ではないかということです。外来患者や入院患者に直接医療サービスを評価してもらう、すなわち患者による病院評価の視点は現在の時点では、患者が医療については素人であること、情報の非対称性、患者は感情的であるなどの理由から客観的評価が困難であるという見解ですが、主観的な評価という視点ははたして必要ないのでしょうか。「評価」の視点のなかには「客観的」と「主観的」の双方の視点を複合して総合的に判断することがあってもいいのではないかと思いますが、やはり困難なのでしょうか。一例を挙げますと、注射時の痛みや、患者を癒してくれる看護師の存在などについては患者傾向がはっきりと現れると思います。医療の質の向上にはいつか取り入れなければならない視点であると私は思っております。

アメリカJCAHO

アメリカには、JCAHO（Joint Commission on Accreditation of Healthcare Organization）という五〇年以上の歴史をもつ評価認定機関があります。アメリカJCAHOの患者ニーズ評価の視点についてご紹介したいと思います（**表6**）[9]。このなかにあります、例えば「セクシュアリティ」などの項目で

表6　アメリカJCAHOの患者のニーズ評価などの視点
(Needs Assessment Surveys)

1 総合情報(General Information)	7 意思決定支援システム(Help with Decisions)
2 照会(Referral)	8 リハビリテーション(Rehabilitation)
3 早期発見(Early Detection)	9 相互作用(Interactions)
4 診断(Diagnosis)	10 セクシュアリティ(Sexuality)
5 回復見込み(Prospect of Recovery)	11 コーピング(Coping with)
6 治療：どのような内容か、治療効果、副作用(Treatment：what it is, effectiveness, and side effects)	12 医療費(Finances)

は、検査室などでの着替えについて、あるいは性別の違う医者との関係についての評価の視点が盛り込まれています。以前、性同一性障害の学生さんがおりまして、病院での着替えや診断、病室などの配置などについて困っているということを本人から聞いたことがあります。産科などではよく議論されておりますが、セクシュアリティの問題は病院全体のシステムのなかに取り入れておかなければならない視点であると思います。

さらに、アメリカＪＣＡＨＯのなかに、国際評価認定活動を行うＪＣＩ(Joint Commission International Accreditation)がありまして、そこでは国際スタンダードの開発などを行っております。ＪＣＩのInternational Standards for Hospitals では、「患者中心のスタンダード(Patient-Centered Standards)」を打ち出しており、(1)ケアのアクセスとケアの継続性(Access to Care and Continuity of Care)、(2)患者と家族の権利(Patient and Family Rights)、(3)患者評価(Assessment of Patients)、(4)患者のケアの質(Care of Patients)、(5)患者と患者家族への教育(Patient and Family Education)で評価しております[10]。ここ

で着目していただきたいのは、前半でも申し上げましたが、患者中心の医療の形成には患者やその家族自身がエンパワメントしなければならないという視点がきちんと含まれていることです。病院評価項目のなかに「患者や家族の教育」を取り入れているのです。具体的な評価項目は、①「教育」が患者や家族のケアにおける決定やケアプロセスへの参加をサポートしている、②おのおのの患者の教育ニーズはアセスメントされ、診療記録に記載されている、③患者や家族は自分達が理解できる形式や言語で話されている、などです。これらの視点についてもわが国で一度検討することが重要ではないかと思います。

まとめ

まとめとしましては、患者側―医療従事者側両者に変革が求められ、また両者を一望できる政策サイド・研究者サイドが調整していくことが必要であると思われます(**表7**)。

具体的に患者側に求められる視点としては、(1)医療の不確実性に対する深い理解、(2)医学はどのようにして研究され、進歩している科学であるかということの理解、(3)医療従事者も一人の人間であり、過ちを犯すこともある存在であることの認識、(4)ある程度の自己責任、(5)患者役割の徹底、(6)賢い消費者になること、などがあげられると思います。一方、医療従事者側に求め

表7　まとめ

患者側－医療従事者側両者に変革が求められ、また両者を一望できる政策サイド・研究者サイドが調整していく必要がある

○医療の不確実性に対する深い理解
○医学はどのようにして研究され、進歩している科学であるかということの理解
○医療従事者も１人の人間であり、過ちを犯すこともある存在であることの認識
○ある程度の自己責任
○患者役割の徹底
○賢い消費者になること
○資本主義社会における病院経営学の構築
○病院組織は一大ヘルスケア産業であることの認識
○高い倫理性の再確認とそれに見合った教育体系の見直し
○病院、診療所それぞれの役割の明確化（守備範囲の明確化とそれに見合った診療報酬制度の確立）

られる視点としては、（1）資本主義社会における病院経営学の構築、（2）病院組織は一大ヘルスケア産業であることの認識、（3）高い倫理性の再確認とそれに見合った教育体系の見直し、（4）病院、診療所それぞれの役割の明確化（守備範囲の明確化とそれに見合った診療報酬制度の確立）などがあげられるかと思います。

最後に、繰り返しですが、医療消費者に対する医療費負担増に見合った、供給サイド側の整備がやはり複雑なだけ現状では不十分ではないかと思います。まだ十分な痛みわけの医療制度改革にはなっていないのではないかが懸念されるところです。一つ一つの改革や新たな視点の導入は順次なされていますが、ヘルスケアシステムは様々な機能が互いに複雑に関連して成り立っていますので、トータル的にみたときの対策はどうあるべきかについては、更なる研究や検討が必要であると思います。

注

（1）この調査結果は、一戸真子「医療消費者の医療観について――都市部の住民を対象とする調査を中心に」『明治生命厚生事業団 第一回 健康文化研究助成論文集』一九九五、一～一一頁。

（2）日本医療機能評価機構 (Japan Council for Quality Health Care) http://www. jcqhc. or. jp

（3）厚生労働省『医療制度改革について』厚生労働省保険局、二〇〇二、一～一八頁。

（4）首相官邸・総合規制改革会議 http://www. kantei. go. jp/jp/singi/kisei/

（5）江畑潤「地域の医療事情、患者ニーズみて、病床区分の届出を」『医療タイムス』第一六〇三号、医療タイムス社、二〇〇三、一〇～一一頁。

（6）詳しくは、一戸真子「英国病院のレファーレルユニット――クリニカルガヴァナンスを担う看護」『看護管理』第一一巻八号、医学書院、二〇〇一、六二四～六二八頁、を参照のこと。

（7）一戸真子「高齢者医療・福祉の『質』についての研究――高齢者の意思決定を尊重したサービス提供の視点から」『高齢者問題研究』第一七号、北海道高齢者問題研究協会。二〇〇一、一九三～二〇一頁。

（8）米国医療の質委員会・医学研究所、医学ジャーナリスト協会訳『医療の質―谷間を越えて二一世紀システムへ』日本評論社、二〇〇二、四九～七五頁。

（9）Joint Commission on Accreditation of Healthcare Organizations. http://www. jcaho. org/

（10）Joint Commission International, *International Standards for Hospitals Second Edition*, Joint Commission International 2001, pp.11–91.

質疑応答

質問　相馬直子（東京大学大学院）　東京大学の相馬と申します。レジメのまとめのところで、患者のこれからの課題が掲げられていますが、「ある程度の自己責任」、「患者役割の徹底」について、患者の立場としてこのことはどのような内容を包括的に表しているのかについて、もう少し説明していただきたいのですが。

一戸　「医療の不確実性に対する深い理解」、「医学はどのようにして研究され、進歩している科学であるかということの理解」、「医療従事者も一人の人間であり、過ちを犯すこともある存在であることの認識」については、医学という学問そのものが多くの困難な点を含んでいるということです。医療従事者というのは、一般的にいって立派な職業であるし、大変な仕事をしている人たちだということを漠然と分かるのではなくて、どのように自分自身を含めた人間や多くの動物の体が活用されてはじめて新しい薬剤ができるのかということや、動物実験をした後その動物たちはどのような運命を辿り、彼らの存在なしでは私たちに降りかかる多くの病気に打ち勝てないということや、医療従事者の優れた視点とアプローチがなければ健康を取り戻すことが大変難しいというところなどについては、消費者であっても理解していなければならないと思われます。

次に「ある程度の自己責任」とはどのようなことかと申しますと、ＥＢＭのデータを構築する際には、実際は患者の参加が不可欠であることを例に取り上げたいと思います。具体的には内科の領域などは、処方箋が出された後の病態の変化は、外来患者の場合には、患者が自分流に薬を服用している場合も多く想定され、患者行動、服薬行動やコンプライアンス(遵守)などまで追跡しなければ本当のところのデータとはいえないと思われます。温泉療法などの代替療法の利用状況と病気の関係についても同様であります。確定診断後に薬が処方され、治療方針が決定します。その瞬間に医療消費者は「自分は患者」という役割を持つわけです。治療の過程でおかしいと思ったのであれば、自分の体のどの部分も自分自身に帰属しているわけですから、自身の身体に対する主観は重要だと思われます。身体的・精神的変調を医療従事者に伝えることなく、結果が悪くなった際に後悔するということではいけないと思うのです。

事実、医療というのは患者と医療従事者の共同作業によってなされている部分というのがたくさんあるということです。ですからある患者が糖尿病の薬一週間分出されたとしましょう。そしてその患者が一週間毎日一日三回飲んだか、飲んでいないかという追跡は、実のところ必ず確認できているわけではなく、患者が遵守したという前提で治療が継続されていることも多々あるのです。その患者が二日に一度一回のみ服用していても、次に一ヶ月後の検査に来た時に、いいデータが出ていて、「よくなりましたね」ということもあり得るかもしれません。となれば、患者というのはすでにもう自分が患者の役割を持った時点で、十分に医療に参加しているわけですから、ある程度の自己責任というのはあるだろうということがいいたいことです。ですから「患者役割の徹底」というのは、不安や症状の変化が出たらすぐに必ず医師の指導を求める、あるいは処置に従うということも必要でしょうし、時には自分が思っている病気に対する主観を医師やその他医療従事者に主張することがあってもいいと思います。

なぜかというと、ボディは自分のものですし、結果によっては自分が障害者となるわけですし、痛みも自分自身が耐えなければならなくなるのです。なぜこのような発想が思い浮かぶかといいますと、私自身、入院していたときに私は耳鼻科だったのですが、同じ病棟に眼科の患者さんも一緒だったのです。そのなかでは癌の患者さんはじめいろいろな患者さんもいて、皆それぞれおのおのの病状は異なるのですが、一致しているのは、「どの看護師さんだと注射が上手か」や、「どの看護師さんには相談しやすいか」だけは全員一致するのです。このようなことは患者の視点だと思います。「痛いか痛くないか」や、「どのような身体的反応が出たか」などについては、自分でいう責任があると同時に、専門家である医療従事者から的確な指示を出してもらうというような一連のプロセスを繰り返すことができることが賢い消費者なのではないかと思います。

第Ⅱ部　報告者と討論者の対話

◆討論の概要

第Ⅱ部では、まず、近藤、郡司、一戸の各氏による報告を踏まえた、新田、武川氏の討論論文を収録することにしたい。新田氏は、三氏の報告には、共通する部分があるとし、具体的には、①医療の質、および、それと関連する医療における情報の非対称性、②医療の供給体制についての検討と指摘する。そして、その背後にある大きなテーマとして、市場と政府の関係、公正と効率性の問題があるとする。そして、三氏の議論を詳細に検討することにより、最後に、福祉国家、社会保障制度に関する原理的批判に対して、われわれは十分に答えていないとし、政府の役割のあり方についての問題提起を行っている。一方、武川氏は、今までの医療政策では、健康の視点が弱ったこと、医療費の抑制が問題となっており、費用と効果の関連性の検討が弱かったことを指摘し、三報告が、こうした点に真っ向から挑んでいると評価する。そして、イギリスの状況、医療計画と介護保険の充実の必要性、さらに、情報の非対称性が、実は、社会的に構成されている、といった点を指摘し、ゲノム科学まで、言及している。第Ⅱ部では、さらに、新田、武川氏の討論に対する、三報告者の回答も収録している。

（三重野卓）

医療改革の規定要因

大正大学（前内閣官房）　新田秀樹

1　はじめに——情報と提供体制

内閣官房（報告時）の新田です。国際医療福祉大学の田村誠教授のご紹介で参加させていただきました。よろしくお願いいたします。元々の所属は厚生労働省なのですが、最近は医療関係分野の行政は担当しておりませんので、厚生労働省において現在議論されている医療制度改革にはタッチしていません。また、ＮＨＳにつきましても、一〇年以上前にイギリスに視察に行った際の情報程度しか持っておりません。ですから、本日は、ＮＨＳの状況を始め、医療をめぐる最新のお話がいろいろとお伺いできて大変よかったと思っています。コメントという程には全然まとまっていないのですが、大雑把な感想ということで何点か申し上げさせていただきます。

福祉国家の医療ということに関して三人の方からご報告がありましたが、割と同じような部分に議論の焦点があてられていたように思います。具体的には、一つは医療の質およびそれと密接に関連する医療に関わる情報についての議論であり、もう一つは医療提供体制についての議論です。医療改革の成否を規定するものは何かということについて、皆さんが共通の問題意識をお持ちになっているとの印象を、私は受けました。

患者の立場に立った医療を考えるにあたっては医療の質の向上に関する問題を避けては通れませんが、質の向上を具体的にどのように担保していくのかということになると、それは、郡司先生のご報告にもあった医療における情報の非対称性を克服していく手段として何が考えられるのかということと裏表の関係になってくるように思われます。医療においてはその本質上どうしても医師・患者間の情報の非対称性が最後まで残りますが、そのことを認めた上でなお、それをどのような方策によりどこまで縮小していくことができるかを検討し、試みていかなければなりません。その点で、本日近藤先生がご紹介されたイギリスのＮＨＳ改革の経験というのは、非常に参考になると思います。

それから、医療制度改革をめぐる議論においては、わが国のそれが高いか低いかは別にして、どうしても医療費の額あるいはその伸びをどのようにコントロールするかという費用面・支払い面の問題に目が行きがちです。しかし、郡司先生がご指摘になった通り、本当のところは、医療費はほとんど病床数で規定されているのですから、医療提供体制を見直すことなくして医療費支払いサイド（医療保険制度等）だけをいじってもどうしようもないわけですね。医療費はうまくコントロールできません。そして、その点は三人の報告者共通の問題意識であり、今日も、医療提供体制のどこをどう直せばよいのかということについて様々な観点からのご指摘があったように思います。さらに、その背景にあるより大きな関連テーマとして、市場と政府の関係ですとか、公正と効率といった議論も展開されたという感じを持ちました。

本日のご報告では今申し上げた医療の質・情報の非対称性の議論と医療提供体制の議論の二つが中心だったと思いますが、一言付け加えれば、そうした議論を建設的に進めるための前提としての基礎的データの収集・分析も重要だということではないでしょうか。すなわち、わが国においては、政策論を行う前段階の現状の調査・分析の段階でそもそもデータが不足している上、その分析手法も必ずしも確立していないというのが実態ですので、そこを乗り越えて現実的な政策論の議論に行き着くためには、外国の事例研究や現場の実態調査をさらに進めていく必要があるだろうということです。

以上が、皆さんのご報告に対する全体的な感想です。

2　改革の日英比較——近藤報告について

近藤先生からはイギリスのNHS改革の動向についてご報告がありました。そのなかで、昔の労働党時代の第一の道（公正を重視、効率を無視）も、保守党のサッチャー政権時代の第二の道（効率を優先、公正を犠牲）も、NHSの質の向上についてはあまりうまくいかないままに現ブレア労働党政権のいう第三の道（公正も効率も重視）に到り、種々の改革が試みられているとのお話がございました。

そこで最初の質問ですが、こうしたイギリスの経験を日本における医療提供体制の見直しの参考とするにあたっては、当然彼我のそもそもの前提条件の違いに留意する必要が出てきます。すなわち、イギリスのNHSのように国営医療で医師をはじめとする職員は公務員である国と、日本のように、医療費の支払いは社会保険等の公的制度によりながらも医療提供体制面については基本的に民間開業医という私的部門が中心となっている国とでは、状況がまったく異なり、イギリスでうまくいった改革方策をそのまま日本で真似をしても成果が上がる保証はありません。そうだすると、イギリスの経験を実際に日本に当てはめるときにどのように当てはめればうまく成果が上がるのだろうかということになりますが、その実際の当てはめ方について、近藤先生にもし何かお考えがあれば、少し詳しく教えていただければと存じます。

それから、次の質問は、第一の質問の裏返しの話です。イギリスの対極ともいえる医療システムの国として、提供体制面でも医療費支払い面でも私的部門のウエイトが高い国アメリカがあります。そのアメリカは、先程の近藤先生のお話ですと、一人あたり平均診療時間がイギリスの約二倍の二〇分ある一方で、確かに高医療費（対ＧＤＰ比）の国でもあります。そこで、第二の質問は少し意地悪な質問ですが、「医療の質の向上を図るためにはそれに見合った医療費を投入しなければならないのか。そうだとすれば、医療費負担システムが公的なものか私的なものかという制度のあり方の違いは、医療の質や効率には大した影響を及ぼさないのではないか」というものです。別の角度から申し上げれば、座標軸として医療提供主体の公私という軸と医療費負担主体ないし割合の公私という軸をとると、日本は、アメリカとイギリスのちょうど真ん中にあるような位置づけになると思いますが、方向としてイギリスとは逆の事例であるアメリカについては、近藤先生はどのような評価をされているのでしょうか。日本にとって何か参考になる点があるとお考えであれば、その点をご教示いただければと存じます。

三番目の質問です。近藤先生からＰＡＦというモニタリング制度のご紹介がありました。これは非常に思い切った評価の仕方で、こういうものが日本でもできればいいなあと思うのですが、一つお尋ねしたいのは、個別の病院名がはっきり出てその良し悪しが分かってしまうような評価方法を導入するにあたって、医師や医療機関サイドの反発・抵抗はどの程度あったのかということです。

ご承知の通り日本でも病院機能評価の動きが徐々に進められてはいますが、全病院に義務的に評価を受けさせ病院名も含めて結果を公表するというところまでは、医師会をはじめとする医療提供サイドの抵抗が非常に強くて、なかなか実現できそうにもありません。それを思いますと、イギリスでここまでのことができたというのは、いくら医師の多くが公務員だといっても、専門職能団体としての医師会の反発もあるでしょうし、何かそれなりの理由があったのではないかと思うのですが、その点はいかがでしょうか。もし何かお分かりであればお教え下さい。

3　施設・情報についての改革方向――郡司報告について

次に、郡司先生のご報告についてです。医療システムは多面的なので評価の枠組みの全体像を明確にした上で分析・評価すべきとのお話の後、わが国の医療システムについては、対GDP医療費は少ないが消費量は多い、すなわち薄利多売であって一見効率が良いのか悪いのか分からないようにもみえるが、もの・サービスの消費量が多いという点では効率的とはいえないとのご指摘がありました。

続いて、私が興味深く思ったのは、日本の医療においては「投資→需要誘発→利潤→投資」という悪循環が非価格競争によりドライブされているとのお話のなかで、「医療施設は利潤最大化ではなく採算分岐点まで投資したがるので、普通の企業よりも投資しがちである」とお伺いした点です。医療施設がそうした投資行動をとる背景には、出来高払いの診療報酬が公的に保障されていることに加えて、医療法人が医療分野以外への投資を制限されているという制度的理由もあるような気がいたしますが、いずれにせよ悪循環を断ち切る方策を考えなければなりません。その方策についてもう少し詳しくご説明いただければと思います。また、その場合には、過剰となった施設の転換についても考えていかなければならないと思いますが、ご報告にもあった通りわが国の医療システムの統合性が極めて悪いことからすれば、その転換は最近盛んにいわれている医療機関の機能分化促進のプロセスのなかに上手に組み込んでいく必要があると思います。その点についても、こんなやり方があるのではないかという具体的アイディアがあればご教示下さい。

それからもう一点は、最近の医療におけるキーワードともなっている情報の非対称性に関しての質問です。医師と患者の間での情報の非対称性というのは極めて大きく、それを完全に解消することはできないわけですけれども、患者の立場に立った医療の実現という方向で医療制度改革を考えていくのであれば、やはり非対称性を少しでも縮めていく努力をしていかなければならない。そのための方策として、例えばインフォームド・コンセント、カルテやレセプトの開示、広告規制の緩和、病院機能評価、保険者の情報提供機能の強化といったことがいわれていると思います。これらを「情報」という観点から少し敷衍して申し上げれば、インフォームド・コンセントの議論は垂直的なものから水平的なものに変化しようとしている近年の医師・患者関係を医師・患者間の情報交換のあり方にどのように反映させるべきかという問題といえますし、カルテ等の開示や広告規制の緩和、さらに保険者の情報提供機能強化は情報の取り扱いそのものの議論であります。また、医療の質の評価問題は、従来設備・人員といったハード面の情報にもとづきコントロールしていた医療を、医療サービスの内容やその提供プロセスといったよりソフトな情報によってもコントロールしようとする試みとして捉えることもできます(1)。私は以上のように理解しているのですが、郡司先生ご自身は情報の非対称性の縮小について特にどのような点に着目していけばよいとお考えなのか、先程インセンティブ・コンストレイント(incentive constraint)といったお話も出ましたが、もう少し詳しくお教えいただければと存じます。

4　自己責任および人材の質——一戸報告について

一戸先生からは患者(医療消費者)からの視点を中心に据えつつ、現場のミクロの問題点も含めてヘルスケアシステムの問題につき、多面的なご報告をいただきました。それで最後に患者の自己責任についてもお話しいただいたわけですが、私が考える自己責任のイメージは、患者の自己決定の尊重とそれに伴い必然的に患者自身が引き受けざるを得ない自己責任というペアのイメージにどうしてもなるのです。すなわち、人間である以上本当はある限界が恐らくあると思うのですけれども、自由や自己決定に至高の価値をおくという前提に立つのであれば、自分で決めたことがうまくいかなかった場合に責任を取るという「人間としてのあり方」というものがあるはずです。そして、それを認めるのであれば、そうした患者の（その結果についての責任を自ら引き受けることを前提とした）自己決定については、それを個人の努力・責任の問題として放置するのではなく、それをサポートするための社会的システムをどのように整備していくかということが重要になってくると思うのですが、その点について現場の実情を踏まえた上でのお考えが何かあればお教えいただきたいと存じます。

二つ目の質問は、近藤先生への質問とやや重なっております。医療提供サイドの整備がやはり不十分というお話でしたけれども、これを改革するということになれば、ヘルスケアシステムの一ファクターとしての「ひと」、具体的には医師や看護師についても一定の（客観的）評価を導入せざるを得なくなると思います。そして、それを梃子にして医療提供者側の自己変革を促すということになるのではないかと考えますが、そうすると、当然、医師会等提供者側からの抵抗が出てまいります。そうしたことも踏まえた上で、一戸先生としては、医師・医療機関等の提供サイドについてどのような評価↓改革を行っていけばよいとお考えなのか、もし何かありましたらお示し下さい。

5　おわりに——国民皆保険と市場原理

お三方のご報告に対する私の感想と質問は以上の通りですが、最後に各報告の背後を流れる通奏低音ともいうべき市場と政府、公正と効率の問題について、わが国医療の特徴とされる国民皆保険との関連で私見を申し上げて、まとめに代えさせていただきます(2)。

わが国の最近の医療制度改革をめぐる議論は、経済財政諮問会議や総合規制改革会議の報告書等において典型的に見られるような市場原理優先主義とでもいうべき立場からの改革提案に対し、医療関係者を中心に国民皆保険体制を後退させるものとの反論がなされるという図式になっているわけですが、私が興味深く思うのは、改革を推進しようとする側もそれに異を唱える側も国民皆保険体制の維持ということに関してはおおむね賛同しているという点です。それにもかかわらず、株式会社による医療機関経営、保険者と医療機関の直接契約制の導入、混合診療の可否といった各論についての意見が大きく異なるのは何故なのか。

それは、結局のところ、両者の「国民皆保険」という言葉の理解の仕方に大きな差があるからだと思います。すなわち、国民皆保険の目的は「憲法第二五条を基底としつつ、国の責任で国民に対し医療の機会均等を確保すること(＝国民の誰もが適切な医療サービスを公平に受けることができるようにすること)」にあるといえますが、その内容は、形式的・文理的意味での皆保険と、実質的・理念的意味での皆保険の二つがあるように私は思います。前者は「すべての国民に医療保険制度を提供すること、すなわち何らかの公的医療保険への全国民の強制加入」ということですが、後者はそれに加えて、①複数の制度や保険者が存在する場合の制度間・保険者間の給付と負担の公平、②適切な保険給付、すなわち量的・質的に適切な医療サービスの提供とその適正な評価にもとづく費用の支払い、③比較的低額で負担可能な患者負担、④地域的偏在の是正も含む適切な医療機関整備といった条件を充たさなければなりません。そして、市場原理優先主義的立場の論者がどちらかといえば形式的・文理的意味での皆保険を念頭においているのに対し、それに反対する立場の論者は実質的・理念的意味での皆保険を前提としていることが、総論一致、各論対立という状況を生み出しているように思うのです。

現在、わが国で声高に主張されている市場原理優先主義の中身は、論者により相当程度ニュアンスの違いがありますが、その最大公約数をやや乱暴にまとめれば、基本的価値としての自由と効率の重視、経済的秩序の形成・維持についての市場への信頼と政府への不信、そのバリエーションとしての小さな政府指向といったことかと思われます。それは、あたかも初期資本主義に本卦還りしたかのような素朴で形式的なものとの印象を、どうも否めません。しかし、そうした立場からの福祉国家あるいはその基本的要素たる社会保障制度に対する原理的な批判、例えば、

①保障対象たる人間の範囲や保障内容・水準について客観的・合理的歯止めを設定できないことによる政府支出・組織の膨張の危険性、
②画一的給付のパターナリスティックな押し付けとそれに必要な費用の強制徴収という両面からの個人の自由の侵害の恐れ、
③自生的ではなく計画的であるがゆえに、社会保障制度が非効率で硬直的なものになる危険性、
④国民皆保険についていえば、加入を強制することによる自助可能な高所得者の自由の侵害の恐れや給付・サービスの画一性・硬直性、システムの非効率性の問題、

といったことですが、それらに対して我々はまだ十分答え切れていないことも認めなければならないと思います。

もちろん、政府には憲法第二五条にもとづき全国民の生活を保障する責務がありその限りで個人の自由も制約し得るといった実定法レベルの反論や、社会保障システムに効率性や柔軟性を組み込む制度的工夫は可能であるといった実務的反論は可能だと思いますが、原理的反論としては、自由の価値も「人間としての善い生き方」(3)全体のなかで適切な相対化が図られなければならないといったことや、情報の非対称性が大きく完全な市場が成立しない医療分野においては政府の役割がゼロになることはあり得ないといったことしか現在の私には思いつきません。そして、これを国民皆保険をめぐる議論に引き寄せて述べれば、「国民皆保険は形式的・文理的意味ではなく実質的・理念

的意味での実現を目指すべきであるが、そのためには、いたずらに規制緩和を進めて医療のすべてを市場に委ねれば万事解決するというわけではなく、政府が一定の役割を果たすことが不可欠である」ということになると思いますが、こうした方向性でよいのかどうかという点についても、今後皆様から色々お教えいただけたらと存じます。

どうもまとまりない雑駁な感想のみで恐縮ですが、時間が参りましたのでこれで私の責を果たしたこととさせていただきます。

注

(1)新田秀樹「日本における医療サービスの質」『海外社会保障研究』第一二九号、国立社会保障・人口問題研究所、一九九九、四頁。
(2)以下の論述については、新田秀樹「国民皆保険思想をめぐる覚書①〜⑦」『Japan Medicine』第三五三号〜第三五九号、じほう、二〇〇二、を参照。
(3)新田秀樹『社会保障改革の視座』信山社、二〇〇〇、七〜一六頁。

医療改革の社会学

東京大学　武川　正吾

1　何のための医療か

新田さんのお話とかなり重複するかもしれません。それから、議論を活性化するため、それぞれの先生に対して矛盾したことをいうかもしれませんが、そのへんはご容赦願いたいと思います。最初のコメントは総括的なことです。医療政策を考える場合、何のための医療かということがいちばん重要な問題ですが、この問いは意外と疎かにされがちです。医療は人間の健康のためにある、ということは誰もが認めることですが、これまでの医療政策に関する議論では、健康に関する視点がいささか乏しかったように思われます。

それで、健康のための医療という点から考えてみると、日本の医療というのは、なかなか効率的ではないか、という判断があってもよいのではないか。先進国中では日本の国民医療費はかなり低い水準にある。また、健康の指標として最適かどうかの判断は保留しますが、日本は他の国々に比べると平均余命が長く、乳児死亡率が低い。この二つをもって考えると、日本はかなり効率的な医療をやってきているということが可能です。

郡司先生が指摘された「ボリューム・インデックス」——これは私にとって新しい論点だったので、大変勉強になりました。そのボリューム・インデックス、これは健康というよりは医療サービスの消費の指標ですが、そこからみても日本の医療はかなり効率的だということを教えていただきました。

2　費用と効果のバランスある議論を

ところが医療政策に関する議論が実際に行われるようになると、医療費の抑制だけが話題となる。もちろん、ミクロの水準でみると、医療サービスの供給の現場でのムダが指摘されることがありますから、仕方ないところもあります。

一九九五年に社会保障制度審議会が社会保障の再構築に関する勧告を出していますが、この勧告の準備のために、審議会のなかに将来像委員会というのができて、私は、そこでの議論に参加したことがあります。そのとき周囲には経済学者が多く、いかに医療費を抑制するかということが議論の中心となっていました。そこで、多勢に無勢ですが、「費用の抑制だけでなく、もう少し効果とか健康のことを考えるべきではないか」という問題提起を行ったことがあります。そのとき、居合わせた経済学者から、「経済学にはヘルス・エコノミクスという分野があって、効果の問題はそこでやっているのだ」という答えが返ってきました。確かに健康の経済学はあるかもしれないが、医療政策というとどうも費用の問題に話が収斂してしまって、費用と効果に関してバランスの取れた議論というのが少ないのではないか、というのが日ごろから抱いている私の印象です。

ところが今日、近藤先生の報告のなかでも、健康の問題というのが出てきましたし、郡司先生の報告のなかでも、効果という問題が指摘されました。一戸さんの報告でも患者の視点、消費者の視点ということが強調されておりました。この場には、たまたま経済学者がいなかったからそうなったのかもしれませんが、今日の三つの報告を聞いて、わが意を得たりと思った次第です。

と、一般的な印象を述べたうえで、三人の先生にそれぞれ質問とコメントをしたいと思います。

3　これまでのイギリス像

最初は近藤先生のイギリスに関する報告に対してです。私は、最近のイギリスの社会政策の動向について正確に把握してないところがありますので、おおざっぱな印象になってしまいますが、イギリスと日本の両方をみていると、近年は、両国がかなり共通の問題を抱えるようになってきているのではないか、と考えるようになっています。社会政策に関する両国の出発点はまったく異なりますが、直面する問題が収斂してきているのではないかと思われるのです。

かつては、イギリスの社会保障については、非常に理想化するか、イギリス病の典型例としてNHSをけなすか、といった極端な議論が横行しました。専門家の間でも事実誤認があって、例えば、高齢者福祉の専門家でかなり有名な人がいるのですが、その人と話していたとき、その人はどうもイギリスの老人ホームは日本と違ってまったく費用徴収を行っていないと信じて疑ってないと思われることがありました。イギリスは日本より進んでいるはずだから無料に違いないといった思いこみがあったのだと思います。

ＮＨＳについての評価も、医療の社会化の理想像としてもてはやすか、ウェイティングリストなどを引き合いに出しながら、社会主義的医療の失敗例のようにいう人もいました。さすがに今日ではそういうことをいう人は少なくなったかと思いますが。

4　社会政策における日英間の収斂

ところが、最近、人口の高齢化についてみても、イギリスと日本との差は、縮まってきました。現在では、日本もかなり高齢化していますから、人口構造に関して、両国の間で、以前ほどの差がなくなってきましたし、社会政策学会の奨励賞を取られた三富紀敬さんの最近の仕事(1)が示しているように、イギリスでも在宅介護者へ注目が集まっています。以前には、日本と違って、イギリスは介護が社会化されているので、家族介護はないはずだというような神話が信じられていたわけですから、昔日の感があります。

福祉サービスについてみても、八〇年代の日本は、今のように社会福祉サービスが発達していませんでしたから、イギリスに行って、色々なサービスのメニューを学んでくるということが一つの流行でした。私の『福祉国家と市民社会』(法律文化社、一九九二年)という本も、そうした仕事の一例です。ホームヘルプにしろ、デイサービスにしろ、ナーシングホームにしろ、とにかくこちらにはほとんどそういうものが存在していなかったのですから、イギリスに行ってみると、みるもの聞くものが非常に新鮮に感じたのです。

ところが、日本でも福祉サービスが普及するにつれて、イギリスからサービスのメニューを学ぶというのではなくて、その次の段階の問題を共有するようになってきています。最近、『社会福祉年鑑』（旬報社、二〇〇一）の原稿を書くために、向こうで出た白書（*Modernising Social Services*）を読む機会があったのですが、そこで問題になっていることというのが、施設での虐待とか、利用者の権利だとか、サービスの質の確保といった問題であって、日本で社会福祉基礎構造改革以降、話題となっていることと非常に共通性があると感じました。

そんなわけですから、社会サービスについてのイギリスの状況と日本の状況とは非常に似通っているのではないかと思うようになっています。以上が最近のイギリスと日本に関する一般的な感想です。

近藤先生の報告によりますと、健康の不平等が社会的不公平の現れであると現在でも取りざたされているということであります。こうした状況は以前からいわれていたのですが、現在でもまったく変わっていないのでしょうか。『ブラック報告』のなかでは、階級による死亡率の格差がかなり鮮明に出ていたのですが、これとまったく同じ構造が今でも続いていると考えるべきなのか、それとも多少は改善されてきていると考えるべきなのか、この点について教えていただきたいと思います。

5　労働党はなぜ大勝利したのか

もう一つは、一般的な話になってしまうかもしれませんが、ニュー・レイバー（新しい労働党）に関する評価です。日本では『第三の道』という言葉の方が定着していますが、これをどう考えるかということです。

労働党が選挙に勝ったということに関しては、いろいろなことが取りざたされていて、政治の「事情通」の人だと、例えば、マードックに代表されるようなマスコミが保守党を見限って、労働党についたからだとかいうようなことをいう人もいます。BBCはブレア・ブロードキャスティング・コーポレーションと揶揄されました。保守党時代に貧富の格差が拡大しただとか、NHSの予算が切りつめられてウェイティングリストが相当長くなり、国民のあいだでかなり不満が高まっていたというように、保守党に不利な問題があったのはもちろんですが、選挙の戦い方でも、保守党は労働党に相当水をあけられたように思います。例えば、選挙期間中の両党のホームページの違いは歴然としていました。コンテンツに格段の差があったのです。IT化という点でも、労働党がリードしており、ブレアの労働党が選挙に勝利するというのは納得いくところだったのです。

6　ブレアはサッチャーの子どもたちの一人？

先程郡司先生がおっしゃいましたが、労働党は内部労働市場を廃止するという公約を掲げました。福祉国家の民営化ではなくて、近代化をするのだというスローガンを掲げて、保守党時代との違いを演出しました。しかし、はたしてサッチャー＝メージャー時代とブレア時代とで、公共政策がどれくらい変わってきているのか、という点について、私自身は非常に懐疑的です。「サッチャーの子どもたち」という言い方がありますが、ブレアは、サッチャーがやったことを非常にうまく利用していて、ある意味では、ブレアも「サッチャーの子どもたちの一人」といえるのではないでしょうか。社会保障、年金、医療などの社会政策について、ブレアは、政策の微修正を施してはいるのですが、サッチャーの正統な後継者ではないかとさえ私には思われるのです。近藤先生は、こうした点についてどう考えられますか。

それから、医療費を一・五倍投入するということが紹介されましたが、その前提には、医療の財源を捻出するために、年金を削減するというような考えがあるように思われます。イギリス政府は、年金については、すでに降りてしまった、と考えてもよろしいのでしょうか。近藤先生は、最近まで、イギリスにおられたわけですが、この点についてどう判断されますか。これが二つめの質問です。

7　医療計画と介護保険が医療改革の要点

次に、郡司先生の報告に移りたいと思います。先生のお話は、日本の医療の効率について考えるうえで非常に多くの示唆を含んでおり、大変勉強になりました。コンサンプション・ボリューム（消費量）という観点からみると日本の医療は国際的にみて大変効率的である。しかし、国内的にみると、そうした効率性とは裏腹に地域格差が相当大きい。競争が激しい地域ほど病床数が多く、病床数の多い地域ほど医療費が高くなっている、など興味深い論点が多数指摘されました。

これらの指摘から導き出される政策的含意の一つは、インセンティブを制限するということだったかと思います。今日のお話だと、医療における構造改革として、いちばん手っ取り早いのは、病床数のコントロールということになりましょうか。そういう意味でいうと、医療計画をきちんと実行していくということが、医療改革の一つの柱になるかと思います。

それから、アメリカと日本のケアに関する費用の構成を比較しながら、日本は、ナーシングの部分が少ないとの指摘がありました。そういう意味でいうと、医療保険ではなくて、介護保険のウエイトを増やしていくということが、医療費の削減につながるということになります。

単純化すると、日本の医療改革を効果的に進めるためのポイントは、医療計画をきちんと実施していくということと、介護保険を充実させていくこととに、スローガン的に要約することができるでしょうか。これが第一の質問です。

二番目は、評価についてです。医療は情報の非対称性の問題があるので、市場による評価ではなくて、政策研究による評価が重要となるとの指摘がありました。確かにその通りかもしれません。しかし、市場による解決のよいところは、価値判断を伴わない、言い換えると、政治的な対立を生まない、というところにあるともいえます。ところが政策決定や、評価にあたって政治が介在すると、価値の問題が前面に出てこざるをえない。そうなると喧喧諤諤となってしまって、評価が非常に困難になるということはないでしょうか。

8　社会的に構築される「情報の非対称性」

三番目は、情報の非対称性についてです。経済学の観点に立つと、「情報の非対称性」ということになるかと思いますが、医療社会学や社会史の立場からすると、この同じ現象が、もう少し違ってみえてくるのではないかと思われます。つまり「情報の非対称性」には、社会的に作られてきているという側面もあるのではないか、ということです。専門家と非専門家の間に知識量が異なるということは厳然たる事実ですが、実際に存在する格差以上のものが「情報格差」として存在するように一般に信じられるようになるとか、情報の非対称性を拡大するための社会的な仕組みが存在するというようなことがあるのではないか。

例えば、医業の独占が形成される過程に関する社会史的な研究とかをみると、情報の非対称性が存在するから医業の独占が進むというよりは、情報の非対称性を拡大再生産するために医業の独占が成立したのではないかとさえ思われます。E・フリードソンの研究が明らかにしているように、専門家が自分たちのオートノミーを維持するために、情報の非対称性を維持しようとするような仕組みもあると思われます。

そのうえで現代の日本について考えてみたいと思います。先程一戸さんが、日本でもインフォームド・コンセントがかなり定着してきているということをおっしゃったのですが、私は少し異なった印象を持っています。確かに以前と比べると状況はかなり改善されてきていると思います。しかし、お医者さんによって個人差があるのではないか、というのが一つ。それから、病院に行く機会が多くなって感じるのは、お医者さんは、聞けば説明してくれるのですが、聞かないとほとんど説明してくれない、ということです。医師の指示で検査をやっても、検査結果については、聞かないかぎり教えてくれない。それで私はなるべく説明を求めるようにしているのですが、あまり詳しくは教えてくれない、そんな印象をもっています。

インセンティブ・コンストレインでは、第三者評価や同業者の評価というのが、重要な手法となりますが、日本の場合、それ以前に、情報の開示をもっと徹底してやらなければならないのではないか。むしろ、その方が、情報の非対称性から派生する問題を解決する上で役立つのではないか。私は、そのように考えるのですが、この点はいかがでしょうか。

9　患者であることと消費者であることは両立するのか

ちょっと長くなって恐縮なのですが、一戸さんの報告についてもコメントと質問をさせて下さい。一戸さんのお話は、患者あるいは消費者の視点として医療を考えるということでした。ここでちょっと意地の悪い質問をしたいのですが、それは、患者であることと消費者であることというのは、はたして両立することなのか、ということです。

日本の医療や福祉の関係者のあいだでは、極端な市場原理主義に対する反発もあって、市場の役割を過小評価する傾向があります。私は必ずしもそういう立場に立ってなくて、経済学者とは別の理由から、つまり、効率という見地ではなくて、専門家支配への countervailing power、すなわち対抗力という見地から、市場をもっと活用してもいいのではないかと考えることにやぶさかではありません。市場がサービス利用者をエンパワメントする手段ともなることもあるからです。そういう意味で、一戸さんとの意見の対立は少ないと思います。しかし医療には市場における「交換」では割り切れない、何か「互酬」的なところがある、という点も忘れることができないと思います。

医療の伝統的な考え方のなかでは、例えば、医療費の支払いに関しても、交換の代価としてではなくて、互酬の結果、要するに、治療してもらったお礼として医療費を支払っている人も少なくないかと思います。お医者さんに対して、お中元やお歳暮を贈ったり、窓口で払う医療費以外に金品を届けたりすることがあるのは、そういう理由からでしょう。こういう考え方と、消費者というコンセプトはなかなか両立しがたいものです。医師の方に患者をお客さんとみることに抵抗があるだけでなく、患者の側にも消費者になりきることへの抵抗感というものもあるのではないか。この点が一つです。

それからもう一つ。患者を消費者としてみるということは、医師をサービス提供者、あるいは医療サービスの生産者としてみるということになります。ところが、この点を突き詰めていくと、結局、プロフェショナリズム(専門主義)として制度化されてきたものを、場合によっては解体してしまうという危険性をはらんでいるのではないか。例えば、プロフェショナリズムには、職業倫理がともないます。医療の場合でいえば、営利を追求してはいけないとか、患者第一に考えなければならないというような倫理綱領があります。ところが市場というのは、生産者と消費者の双方が、セルフ・インタレスト(自己利益)やエゴイズムを前提にして動くシステムですから、医療のなかに埋め込まれていた利他主義(altruism)を壊してしまう可能性があるのではないか。この点について、一戸さんはどう思われますか。

10　ゲノム科学が医療保険の前提を突き崩す

それから、これは今日の中心テーマとは違ってしまうかもしれないのですが、最初の方で触れられた遺伝子の問題について、伺いたいと思います。ヒトゲノムの解析が進むということを、私は、ある意味で非常に怖いことだと思っているのです。多くの病気が遺伝子のレベルで明らかになってしまうということは、医療の供給を社会化するということの根拠を掘り崩してしまうことになるからです。民間の医療保険はもちろんですが、社会保険として医療保険が成り立つというのは、ある意味で、疾病に関して、不確実性が著しいという前提があると思うのですが、ヒトゲノムの解析は、疾病の発生における決定論的な領域を著しく拡大していくことを意味しますから、医療保険の前提を掘り崩してしまいます。現在、医療保険における三割負担の問題が取りざたされており、これも医療を社会保険としてやっていくことの意味を薄めてしまうのではないかとの危惧を私はもっていますが、ヒトゲノムの解析は、それどころの問題ではない。もしかして、二〇年後、三〇年後には、医療を社会保険でやっていくことが成り立たなく立っているかもしれない。そんな気がします。この点については、どうでしょうか。

他にも、医療の産業としての可能性だとか、技術革新と医療との関係だとか、いろいろ聞きたい点あるのですが、持ち時間をすでに大幅に超過しておりますので、このへんで私の話はやめさせていただきます。

注

（1）三富紀敬『イギリスの在宅介護者』ミネルヴァ書房、二〇〇〇、を参照。

報告者の回答

司会・三重野卓（山梨大学）　はい、どうもありがとうございます。お三方のご報告に対して、新田さんと、武川さんから討論がありました。中間の休み時間、武川さんから二〇分喋らせてくれといわれたのですが、結局、二四分になりました。新田さんからは、医療の質、情報の非対称性と、医療供給体制に焦点を合わせて、議論がなされました。武川さんは、イギリスの社会政策がご専門ですが、そのあたりに焦点を合わせつつ、広範な論点を提出なさったと思います。今日の武川さんの質問は、とても、社会学的であったと思います。このセッション、ある程度、延長できますが、でも、あまり、長く回答されると時間の面で困るので、なるべく、五分くらいで、回答していただきたいと思います。

近藤氏の回答

近藤克則（日本福祉大学）　はじめに新田さんのご質問から答えさせていただきます。イギリスのNHSが第三世界並みの医療といわれるのは、サッチャー以前の話か、というご質問ですが、現在も、その状況は変わっていません。例えば、P・トインビーというジャーナリストがこんな例を紹介しています。イギリスでは、毎年冬になるとインフルエンザなど流行のためにベッド不足となり、廊下におかれたトローリー（移送用寝台）の上で患者が、数日間も入院できないでいます。これは「冬の危機（winter crisis）」などと呼ばれています。一九九九―二〇〇〇年の「冬の危機」の時に、Daily Mail紙が行った激しいキャンペーンのタイトルとして「イギリスの第三世界並の病棟（Britain's Third World Wards）」が使われています。また、第一の道のときも第二の道のときもそこはあまり改善しないまま、第三の道になってしまったという理解で良いのか、というご指摘ですが、その理解で宜しいかと思います。

続いて　財源も医療体制もまったく異なるイギリスから何を学べるのかというご質問です。確かに財源でみれば、イギリスは税金であり、日本は社会保険が中心です。医療提供制度をみても、イギリスでは病院の九五％を公営のNHSトラストが運営しているのに対し、日本では医療機関のおよそ八割を民間が占めています。しかし、このような制度の違いがあっても学べる点として、大きくは「政策評価」と「医療への投資」の二つあると考えます。

第一は、政策評価やプログラム評価をきちんと行うことです。マクロでみた政策評価でいえば、例えば自己負担率の引き上げ後には、受診抑制という政策効果があることはよく知られています。導入支持派は、コスト意識を持たせることで無駄な受診が抑制できると主張し、受診抑制は政策目的通りなので構わないという立場です。しかし、現実には低所得者を中心とする層ほど受診を控えていると予想され、無駄な受診とともに必要な受診も抑制されている可能性は大きいのです。はたして政策目標どおりに、不要不急の受診だけが抑制されているのか、それとも必要な受診も抑制されているのかなどを政策評価して、根拠にもとづいた政策選択をすることはできるはずです。

医療の中身に関わるプログラムレベルの評価でも、イギリスは二歩も三歩も進んでいます。例えば私の専門である脳卒中医療でいうと、脳卒中の専門病棟の効果が立証されています。脳卒中の患者ばかり専門病棟に集めて医療を提供するのと、他疾患の患者と混じった一般病棟に同じように理学療法士や作業療法士を配置して医療を提供するのとでは、効果・効率に相当違いがあります。医療費やスタッフなど資源を同じように投入しても、です。だからイギリスでは、「根拠にもとづいた医療、Evidence Based Medicine（ＥＢＭ）」として、脳卒中患者には専門病棟で医療を提供すべきであるというガイドラインを国が提示しているのです。

第二は、医療費をコストとばかり捉えないで、投資と捉える視点です。生産性・効率を高めるためには、設備や人材などへの投資が必要であることは、経済学の基本です。しかし、日本では医療経済の話になると、なぜか費用抑制の視点ばかりが強調されています。一方イギリスでは、もはや「医療の量的質的拡充」と「費用抑制」とは両立し得ないと判断し、必要な投資を行う方向に切り替えました。GDP比の医療費水準は日本と大差ないにもかかわらずに、です。

日本の人材育成への投資でいえば、二〇〇四年から必須化される医師の臨床研修の財源が問題になっています。臨床研修の改善には、研修医だけでなく指導医の人件費の手当も必要ですが、今までは研修医や指導医の長時間労働などに依存し、ほとんど投資されてこなかったのです。先程述べた政策評価を進めるにも、情報化投資や政策評価を専門とする研究者育成に、投資が必要です。研究費でも、イギリスの研究資金は一件で一億円規模が珍しくありません。日本と桁が一桁から二桁違うのです。

医療費を抑制しようと努力していても、実際には医療費は拡大しています。医療の効率を高めるためには、抑制の視点だけでなく、必要な投資をするという視点に切り替える必要があります。以上、政策評価やプログラム評価を進めること、医療の効率改善のために必要な投資は行うことの二点を述べました。これらは、財源や医療提供体制の日英の差には依存しない、イギリスから学ぶべき点だと思います。

次に、アメリカのような制度でも医療費を上げれば質は上がるのか、という趣旨の質問だったと

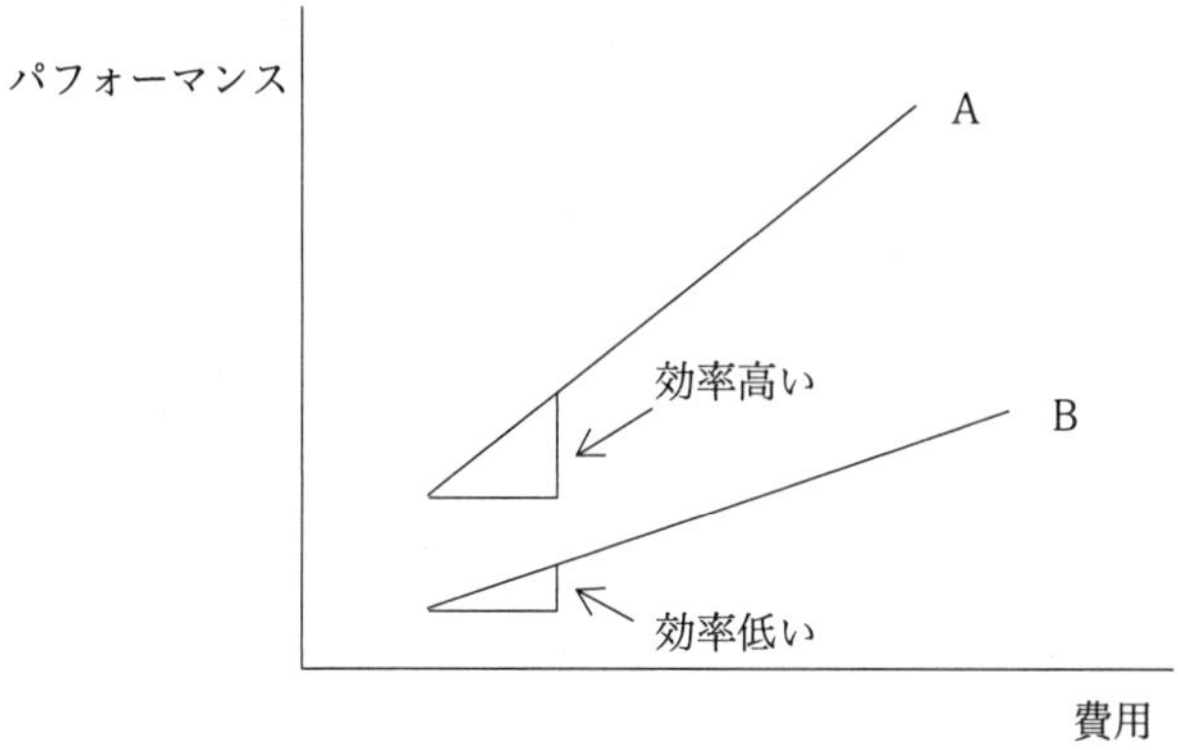

図1　費用とパフォーマンス、効率の関係

思います。**図1**に示すように医療費用の投入量を横軸に、医療の供給量や質などパフォーマンスを縦軸において考えます。マクロレベルでは、右側に位置する医療費の投入量が多い国ほど、よほどの非効率がない限りパフォーマンスも良くなって上に位置するので、右肩上がりの線が引けるであろう。その意味では「投入すればあがる」といってよいと考えています。ただし、同じ医療費を投入した時に、「自動的に」まったく同じパフォーマンスになるわけではありません。投入量一単位あたりのパフォーマンス改善率、つまり傾きが大きい線Aの状態と小さい線Bの状態があり得るからです。この差は効率です。効率が高いAのような状態であれば、投入した分だけ上がってきますが、効率が悪ければ傾きが小さいBのように、医療費を入れた割にパフォーマンスは上がりません。AとBの差は、制度間の配分効率の違いとか、医療従事者の技術や士気など生産効率の違いによってもたらされます。

質問の趣旨が、この線の傾きがアメリカでは正か負かということでしたら、「正である」と答えます。線の傾きが一定かという趣旨なら、「効率に依存する」と答えます。が、仮に効率が低くみえても、それだけでは医療費を抑制する理由にはならないと考えます。なぜなら医療費の投入自体が悪いのでなく、投入の仕方を問題にすべきだからです。医療費拡大の是非と、医療の効率とは、区別して論じるべきだというのが私の立場です。

最後にＰＡＦで病院名を出してしまうと、病院サイドや医師は抵抗しなかったのか、という点です。イギリスでも、抵抗はもちろんありました。例えば私がイギリスに滞在中でも、ドクターズデーと称して、ＧＰの人たちがストライキを起こし数千人が参加したと報じられていました。その他、『英国医師会雑誌』(ＢＭＪ)では、ＰＡＦで使われている尺度が、いかにいい加減かを示した論文も掲載され、いろいろな議論がされています。

一方、横並びを重視する日本との違いとして見逃せないと思うのは、イギリスなどアングロサクソンの文化では、格付けされているのが病院や医療だけではないという点です。例えば、銀行も企業も国債も、大学も警察も自治体も格付けされています。そういう意味では、評価方法についての批判はあるが、評価されること自体は受け入れざるを得ないという消極的合意はあると感じました。もし、医療にだけ導入されるというのであれば、日本に限らず医師らは徹底抗戦するでしょう。

続いて武川先生からのご質問です。『ブラックレポート』以前と以後では、残念ながら大枠では変化なく、不平等は解消していません。

また、ニュー・レイバーに対する評価については、一年間のイギリス暮らしで得た断片的な印象でお答えするしかありません。一般市民との会話などで感じたのは、もちろん不満はあるが、ブレア以外に選択肢がないというニュアンスです。保守党のヘイグ党首とブレアの討論や演説を、テレビで聞いていても、やはりブレアの方が勝っているという感じが私ですらしました。一番有能なサッチャーの後継者はブレアだという評価もありました。政党や政策は、複雑な多面体であるし、評価にはもっと時間が必要だと思います。

最後に一・五倍になる医療費の財源としては、イギリスが好景気であることが大きいと思います。一方、それだけでは足りないと、二〇〇二年の春に医療費の財源確保のために国民保険料を引き上げると言い出し、猛反発をうけていると報道されていました。決して一本調子でいっているのではありません。

また、医療に多くの公費を投入するとなると、お金を無駄に使うだけではないかという批判が当然出てきます。それを抑えるためにも、ゴールを明示して、民間活力も活用しながら、政策評価を重視する仕組みをつくりました。効率も重視するニュー・パブリック・マネジメントの考え方で、制度改革を進める枠組みを作ったので、あとは公費を投入するしかないという合意形成をしようとしたのが二〇〇〇年までの改革であったと私は理解しています。

さらに、ＮＨＳの現状はあまりにひどいというのが国民の合意になっていると感じました。ＮＨＳにお金を投じるということ自体には支持が強いのです。一方、これから増税や保険料の引き上げをしてまでとなると、きっと色々な反応が出てくるのではないかと想像しています。

年金の財源問題までは、フォローしてないので答えられません。

司会　近藤さんから、イギリスから学ぶべきこととして「政策評価」と「医療への投資」の必要性、および、評価とアングロサクソン文化についてコメントがあり、さらに、医療費をめぐる諸問題についてお話がありました。では、次に、郡司先生、お願いします。

郡司氏の回答

郡司篤晃（聖学院大学）　一番基本的な問題として情報の非対称の問題。これを解決する方法があるのかということですね。情報の非対称を克服するということ、つまり情報を与えて克服するということはできないのです。したがって、インセンティブ・コンストレイントをかけるということが、重要なのです。例えば具体的にいうと、日本でもそういう仕組みを知ってかしらずか、マルメという方法が検査に導入されました。薬の薬価差を押さえたら今度は検査が、バルーン効果で増えてしまった。そこで、今度はそれを抑制するために、マルメという方法が使われました。これは原理的にかなり本格的なインセンティブ・コンストレイントの方法なんです。それは検査の項目数を横軸にとり、縦軸に支払い額をとりますと、ある項目数からある項目数まではフラットにいくらと決めてしまうのです。さらにこの項目数からこの項目数までいくらやっても定額。そうすると、インセンティブにどのように作用するかというと、それぞれの区間ではすべて減少関数になります。ということは、この範囲に入っているならば、できるだけ項目数を減らした方が利潤が上がるわけですので、マルメというのは、検査の項目数を減らす方向にインセンティブが働くはずであるということで始まりました。ところが、考えてみると、区間の上限に近い時、あと一項目増やしたら利潤がぽんと上がるのですから、この方式はこの区間の幅を著しく大きく、つまり医師がそれだけ増やしてオーダーするというのを断念する程度に幅広くしないと、この仕掛けは作用しないのです。歴史的にみますと、そのことを知ってかしらずか、どんどん項目数の幅も大きくまるめられて、支払い額の差も少なくなってきています。そのまるめをどんどん進めていくと、結局病名のもとに全体をまとめたらどうかという話しになるわけです。これがいわゆるＤＲＧ(Diagnosis Related Groups)というアメリカの老人医療費の支払い方式ですね。さらに時間軸上にもまるめていく、つまり一年間でいくらとしたのが、請負方式になるわけです。この支払い方式を変えることによって、インセンティブ・コンストレイントが変わってくるのです。

悪循環を断つというのは、断ちやすいところを断てばいい。そうすれば全体がとまるわけですから、そう考えると、とれるべき政策的手段は、支払い方式を変えることだと私は思います。

老人介護保険も医療の二の舞にならないようにしなければならないと思いますが、福祉の場合には情報の非対称は医療ほどではありません。ケアを受ければ分かる、つまり事前には分からなくても、事後的には分かる可能性があります。ですから、少なくとも経済的には、むしろ福祉の場合には医療よりも市場機構がうまく作用する可能性があるのではないか、いうことになるのです。これは福祉の関係者が考えていることとまったく逆かもしれません。

それから全部答えるわけにはいかないのですけれど、大変重要な質問が武川先生から最後に出ました。それは政策評価の研究というのは政治問題化するので不可能なのではないかと、政治的なことに巻き込まれてしまうのではないかという心配が出されました。

私は、当然巻き込まれますけれども、それは日本の民主主義が未熟だからで、民主的な社会では国民の利害に関係することは、政治的プロセスで決めるということが原則です。しかし、きちんとした政策評価が行われないと、人びとには理解されず、きちんとした議論もできないのですから、正しい政治プロセスにのらないではないでしょうか。それなしに政治的にことを進めれば、いわゆる衆愚政治になるわけです。ですから社会政策研究者が頑張らなければいけないのではないかと、私は思います。これは日本の民主主義の発展のためには極めて重要なことです。特に準公共財、あるいは準市場の領域では、政策研究やる人がしっかりやるべきだと思うのです。経済というのはまさにある側面、例えば効率という側面しか評価しませんので、政策全体の評価ではありません。インフォームド・コンセントというのは、そういう情報の非対称を少しでも埋めようとするケアの提供者側の努力です。そしてそれは武川先生の質問は、それは作られたのではないかということですが、作られたのかもしれませんが、社会的な価値観になっている、それを直していかないといけないと思います。

例えばこういう研究をしたことがあります。外国人婦人で日本人と結婚し、日本で医療を受けたことがある人びとに日本の医療の感想を聞いたのです。その時、あるアメリカ人がこういって驚いていました。隣に大蔵省出身のインテリの患者さんが入ってきたと。その人は「あなたどういう状況なんですか」と聞いても「知らない」と。「どういう治療を受けたんですか」、それも「知らない」。「どういう薬飲んでいるんですか」、それも「知らない」といったそうです。彼女はそれほどのインテリが自分の病気に対して何も知らないという、あるいは知らない方がいいのではないかと思っている、このセンスが理解できないというのです。自分が病気なのであり、薬を飲むのは自分なのに、というのです。

今、訴訟が増えてきました。情報も開示の方向ですと、患者にももちろん責任をもってもらわなければいけないということですが、しかし、にもかかわらずやはり提供者側が努力していくべきではないかと思うのです。

私は、クリニカル・パスウェイという方法があって、そうした研究をやってきたわけですが、その方法では入院患者には、入院から退院までのパス、つまりスケジュールを患者に渡すのです。今までのインフォームド・コンセントというのは、何か重大な検査とか、重大な治療とかが予定されるときだけ、小さな部屋に呼ばれて、極めて専門的なことを説明されるのです。そんな状況でいわれたって、ほとんど頭に残りませんよね。理解するのには知識が必要なわけですから。

パス法というのは、そうではなくて、はじめに全部患者に説明しちゃうんです。そうすることによって、人間関係も良くなる。つまり患者も本当の意味で医療に参加できるのです。そういう努力というのは、医療提供者側がやるべきだと思っているんですけど、残念ながらそれを全部の病院で行われているわけではありません。また、すべての患者に使えるわけではないので、限界がありますが、そういう努力は始まっています。

それからさっき健康の経済学という話が出てきましたけど、これは経済学ではありません。先程いいましたように、マクロな医療のアウトプットは評価できないので、個別技術にやらなければだめだという考えなのです。そのためには疾病の経過などについて確かなモデリングとデータの収集が必要なのです。そういうものを積み重ねていかないと、本当の意味での経済的評価はできない、だから技術の選択もできないのだという考えなのです。

司会　郡司先生から、情報の非対称性についての補足の説明、それから、政策評価の重要性、とりわけ、社会政策研究者の役割、そして、インフォームド・コンセントが、情報の非対称性を薄める方法である、などのご指摘がありました。それでは、最後に、一戸さん、どうぞ。

一戸氏の回答

一戸真子（高崎健康福祉大学）　新田先生、武川先生、貴重なるご指摘ありがとうございました。二点ずつだと思いますので、それに沿ってお話しさせていただきたいと思います。

まず新田先生からご指摘いただきました、自己決定と自己責任の議論、それから二点目はヘルスケアシステム供給サイドの問題だと思いますので、それらについて意見を述べさせていただきたいと思います。

患者の自己決定と自己責任論

まず、自己決定の考え方についてですが、「患者教育」や「消費者教育」というアプローチがあります。具体的には、糖尿病の患者さんには、食事療法の仕方や、薬の飲み方などを含めた患者としての役割を、医療の専門家が患者さんに対し教育していくという考え方です。消費者教育についての考え方としては、患者という役割を超えて考えていくことだと思います。具体的には、一消費者として、納得がいかない場合には「ノー」というべきである、分からないことに対してはとことん質問する、人と最初に接する際にはきちんとあいさつをするようにといった、人間社会におけるとりわけ資本主義社会において人びとが自らの消費行動を明確にする意味が含まれると思います。医療消費者というのは、前者の患者役割と後者の消費者とが一緒になった存在だと思うのです。薬の飲み合わせが違ったらどうなるのか、あるいは副作用というのはどのような状態であればどう起きるかといったようなこと、生体情報にはどのようなものがあり、どのような体のメカニズムになっているかといった医学一般の知識に欠けているのが患者の実情だと思います。ですから、そういうものの知識がなくて、郡司先生もおっしゃられたように、いきなり「あなたの体は重態です。ここまで腫瘍が進んでいます。もう末期です」なんていうことといわれても、何でそうなったか分からないわけです。

生物学的な見地からどうして人間はこの世に生を受け、死に至るのかという謎だらけの人体構造のメカニズムまで遡って、結論的に議論することはできないにしても、せめて「死とは」とか、「生とは」ということを、常日頃から心に留めていくことが医療現場にいるもののみではなく、医療消費者にもその義務があると思うのです。幼児期から生き物と接し、初等・中等教育のなかで生き物を飼育したりすることのなかから、人の死とはどのようなものであるかということを漠然と覚えていかなければならないと思います。医学の道を志さない限り、別に死については考えなくてもいい時代のなかで、自らや家族に起こった健康のバランスの崩れや死の到来に対して、的確な判断が下せないことが想定されます。そのようななかで、医師をはじめとする医療従事者との共同の意思決定プロセスに参加することは困難ではないかと思います。

次に、意思決定の傾向に関しても慎重な議論が必要だと思います。「インフォームド・コンセント」という考え方が世間に浸透し始めた頃感じたことは、患者もいろいろなことを覚悟しないといけない時代になったと最初は思いました。「患者」について改めて考えてみると、まず患者の心理の特徴としては、体調の変化に伴い心理的な状態も変わり、非常に不安定だということです。武川先生のご指摘にもありました患者と消費者との関係とも関連しますが、英語の患者 Patient ＝ペイシェントとは、もともと「耐え忍んでいる、苦痛している、我慢する」という意味ですが、そのような視点から考えると、自己決定には様々な断面があることが推測できます。

以前、意思決定傾向についての調査をしたときに、検査の段階、癌の進行期、末期と、いろいろな状況によって自己決定傾向が異なっていました。癌の告知に関しても、一口で、告知にイエスかノーかといった議論がなされがちですが、転移の頻度や部位が深刻なのか、または致命的であるか、あるいは余命までは聞きたくないのか、あるいは手術が可能かどうかなど、医療については素人かもしれませんが、段階によっては、患者も意思決定傾向が異なっています。この結果については、欧米でも同様の結果が出ています。この結果を考慮すると、インフォームド・コンセントというのは、ある一時点での同意というような単純なものではないと思うのです。

例えば医療の結果（アウトカム）が最悪な状態、すなわち患者死亡の場合には、死後のインフォームド・コンセントそのものには、形式的であり私はあまり意味がないと思っています。重要なのは死に至るまでのプロセスの中で、つまり刻々と変化していく患者の変化過程に、どうそれを吸収していくかということだと思います。したがってインフォームド・コンセントにおいて、影響を及ぼすファクターは恐らく病状だけではなくて、身体的・心理的なサインとともに、さまざまなソーシャルファクター、性格、さらに価値観など実に多くの要因が考えられます。

ここである医療従事者の方が学会発表されていた内容をご紹介しますと、患者さんで銀行の重役の方がいて仕事ぶりがかなりワンマンでしっかりとしたタイプの患者さんだと家族やお見舞いの方々から聞いていたので、当然自分の体と正面から向き合えるタイプだと思って、癌だと告知したところ、その患者さんが自殺してしまった事例を報告されていました。このケースからいえることは、社会的には強い意志と決定権をもつタイプの人のはずなのに、自分の病気のことだと自殺してしまったのですから、患者の心理傾向や自己決定傾向を把握することは容易でないということだと思います。現実的には末期がんの患者さんの約九割近くが鬱症状を呈しているといわれているなかで、自己決定確認を全部ある時点における一発一勝負というのは、多分難しいと思います。しかしながらここで問題なのは、忙しい医療現場では、患者の意思確認も何度も調査したり聞いたりするのは困難だと思います。ですから診療記録や看護記録、クリティカルパスなどのなかで詳細に変化を記録することによって何らかの傾向を把握する、あるいは医療ソーシャルワーカーや臨床心理士などとの協同作業で患者を理解していくなどの努力が必要だと思います。それでも答えは出ないことがあるかもしれませんが。このような視点からみると患者が自らの気持ちや悩みを率直にいえる療養環境の形成が欠かせないことが理解できます。

ヘルスケアシステム供給サイドの問題

続いて二点目の供給サイドの問題ですが、あまりに複雑すぎて具体的にどうすればいいのか部分的には指摘できますが、トータル的に明確な提言は実は私自身にも分からないのが現実です。医師会のパワーバランスについてもご指摘いただきましたが、専門家集団としての主義や立場を主張していくことはある意味当たり前のことではないかと思われます。しかしながら、専門家集団の存在が社会的に認知されていればいるほど、高い倫理性を保持しなければならないことを絶対に忘れていただきたくないことが私の思いです。患者個々人とまったく痛みを共有することはどんなスーパー医療従事者でも不可能であると思いますが、もっとも患者の痛みを理解してあげられるのも、医療に携わるものの特徴であると思うのです。

さらに、現代社会において医療技術が高度に進歩しているのは資本主義国家が多く、高度に文化的発展を遂げている福祉国家の国々です。福祉国家の理念について一言で申すのは私の力量の範囲を超えるのでできませんが、人びとの幸福を願える国、個々人の立場からすると、自らの生命の存在意義と意思を平等に主張することができる国々だと思うのです。ここで資本主義社会における病院などの医療施設の存在について改めて考えてみると、現在では、病院には経営の視点を無視することはできない、病院組織そのものが一大ヘルスケア産業を包含していることの認識が必要だと思います。

ある病院に関する新聞記事を紹介しますと、多角経営している病院の経営が苦しくなり、別の産業に関連する経営も営んでいるのですが、その方面も苦しくなったので、病院の収益を補填しているることが問題として取り上げられていました。私は逆の発想が必要だと思うのです。一つの病院のなかには、様々な業種が関連しています。例えば給食産業、清掃業なども関係しています。直接医業で収益を得るのではなくて、トータル的に経営を行い、他の部分における収益をむしろ医療に補填するくらいの考え方があってもいいと思います。ますます医療費が膨れ上がっていくなかで、病院も以前のように経営的視点をまったく無視することができる時代ではなくなってきました。

実際、医療制度改革もそのような経営的視点を医療現場に浸透させる方向へ向かっています。はっきりいってお金の事を無視することは医療経営者の能力を問われる結果ともなりかねなくなって参りました。そうなったときに、病院のなかに、さまざまな産業を持ち込むことは一案かと思います。患者のお見舞いに来る家族は、患者の寝巻きや下着、バスタオルなど様々な生活関連小物をデパートやその他別の場所で購入してきます。さらに患者のお見舞いに来て患者の顔をみられてほっとした、患者の今後について親戚と話し合わなければならなくなった、といった様々な事情に対応するため、食事をしたりお茶をしたりします。病院によってはすでに病院内のレストランを一流ホテルのレストラン直営にして工夫することによって成果を上げています。院内の様々な関連する産業はだいたい委託や外注だったりするのですが、それらを複合的に経営して収益を得ることも一案かと思うのです。患者やその家族もこの考え方には賛成するのではないでしょうか？　自分の嗜好品や生活用品の購入による利益が自らの生命の維持のための質の向上に貢献するという考え方には賛同できるのではないでしょうか。

このような発想を思い立ったきっかけは、シェフィールド大学に留学して、病院を見学したときに、特に小児病院でしたけれども、病院にはオリジナルのマークがありました。黄色と黄緑色の包帯をした小熊なのですが、実にかわいいのです。病院の売店では、そのマスコットベア君のぬいぐるみやピンブローチ、小物入れ、葉書などの様々なグッズを販売していました。実際に販売していたのは患者団体のボランティアの方々で、収益は病院の小児病棟のなかに飾る飾りつけとか、様々なおもちゃを購入する費用にあてているとのことでした。イギリスは制度上、国立の病院が多くを占めますので、予算的な余裕がなくお金が出ないことからの発想だと思われますが、感心して帰ってまいりました。

もう一つのアプローチとしましては、直接の医療サービスそのものの標準化です。他の先生方のご発言にも出ておりますが、日本では、医師一人一人の技術の程度の差に経済的視点が踏み込んでいない現状となっています。具体的には、A医師はこれだけ難易度の高い手術を何件してどのような実績がある、B医師には経験年数がどれだけある、C医師の手術件数や診察した患者症例の数など、医師の技能に関連する様々なデータの収集と分析が必要だと思います。

このことは、医師のみではなく、大学の教師においても同様のことがいえるのですが、大学では教員評価の一つの項目のなかに、生徒による授業評価システムをすでに導入しています。ですから、病院のハードの評価システムのみではなく、医師をはじめとする医療従事者を評価する視点に対する研究が必要だと思いますし、その評価の視点には患者による評価という項目が不可欠だと思います。

ここで問題となるのが、ではまったく経験のない医師や経験の浅い医師にはどのような役割があるのかということです。患者は若手の医師をまったく拒否してしまうのかということですが、もし患者に人気がないのならば、病院経営サイドとしては、経営上貢献しない医師をどうするのかということになりますけれども、繰り返しですが、教員を事例にもう一度考えてみたいと思います。教員に関していうと、年配でベテランの教員しか役割がない、あるいは人気がないかと思うと決してそうではないと思います。その際、多分「情熱」が一つのキーワードだと思います。当然経験の未熟な医療従事者に対しては、臨床研修教育の充実はいうまでもありませんが、その若手の医師に経験のチャンスを患者は与えると思うのです。もちろん高度な技術や診断、死に直接かかわり時間がないものなどに関しては、患者は最高のレベルの医師を誰しもが要求すると思いますが。患者は患者行動を開始したときから、感覚的にそのあたりの使い分けを行っていると思います。これくらいの病状だったらこの先生に診てもらおうとか思ったりすると思います。このあたりが、個別ではなく、集団の単位としてみた場合の医師―患者関係における信頼の原則という気がするのです。現代の医療はものすごく複雑ですから、医師個々人の方々の守備範囲もかなり明確になってきておりますので、標準化というのは可能だと思います。

消費者と患者の関係について

武川先生からご指摘いただきました消費者と患者の考え方についてですが、受診を目的として病院などの医療施設のなかに入ったとたん「患者(Patient)」になるのだと思います。それ以外の場合普通の生活では他の分野と同様「消費者(Consumer)」だと思います。院内のなかではずっと患者で、最後に本人もしくは家族が医療機関を出ていくときにはかならず、会計を済ませますが、その時には、医療の結果が回復による退院でも、後遺症を残しても、死亡でも決まった一定の医療費を払っていくことになります。飲食店と比較してみると、シェフの調理の仕方によって多少は異なるかもしれませんが、基本的にはメニューをみて消費者は決定し、食事内容はいつも均一で結果も画一的となっていますが、医療の場合には違うことが多いです。その意味においては若干医療消費者というのは特殊な存在かもしれません。

ひとたび医療機関内において患者すなわちペイシェント(辛抱している我慢している)の状態では、なかなか権利を主張した一消費者としての議論はできないと思います。ひとたび患者の状態にいる際には、消費者としての権利のもとで、とことん主張するのではなく、心身ともに安心し、経済的側面は気にすることなく、癒してもらえる状態でなければならないと思います。入院中も同様だと思います。ベッドの上では患者は意識がはっきりしている状態では時間があまりあるくらいありま す。理想的かもしれませんが、お金のことを心配せずに体と心をすべて医療機関に預けられるヘルスケアシステムが必要だと思います。すなわち院内では患者に徹することができる環境にすることが重要だと思うのです。

新たな医療の展開に関連して

最後に遺伝子診断、それからゲノムの話に関してですが、現在、生理学者でありゲノム研究にも精通されており北海道医療大学の学長でいらっしゃる廣重力先生と「個体差健康科学」をご一緒に担当させていただき、ご指導いただいております。廣重先生は、「個体差健康科学」を提唱される一つの根拠として、「遺伝子にも個体差がある」ということをおっしゃっていらっしゃいます。二一世紀のキーワードとして「個体差」を重視したヘルスケアシステムが重要であり、その「個体差」を科学していくことがこれからの医学の一つの使命だという気がいたします。遺伝子の他、「個体差」に影響を及ぼす因子には様々なものが考えられますが、患者自身の生命力や、心と体の関係は非常に重要な要素です。いわゆる全身的な医療すなわちホリスティックなアプローチはとても重要だと思います。

現在の段階ではまだ、遺伝子診断によって自らの体の状態の予測がついても、残念ながらその先がまだみえていない状態といえます。この段階では、自分の体は黒か白か、あるいは五〇％の可能性で発症するか、セーフか、自分の親から遺伝しているかといった情報が分かるという医療です。その先のケアは、十分に確立されているとはいえない状況です。アメリカなど遺伝子診断が一般の医療に一足先に浸透しているところでは、臨床心理士がいくらカウンセリングしても、し足りないぐらい重い状態に患者が陥っているケースも多々見受けられます。最悪のケースとしては、自らの遺伝情報を知ることによって自殺すなわち自然的な死の瞬間を待たずしてあの世に旅立ってしまう人もいます。このような状態は本末転倒といえるでしょう。様々な医療情報が豊富になることによって、人間の知りたい欲求が高まり、その結果知ることができましたが、その後の医学はまだ存在していないのです。そういう領域に関しては、慎重な対応が必要だと思われます。

現在の状態で医療保険制度に活用するのは危険であると思います。二一世紀の新しい医学の発展に期待すると同時に、医学に理解を深めることを進めながら患者自身がエンパワメントしていくことができるよう環境を整えることが、医療消費者中心の医療改革だと思います。

第Ⅲ部　フロアを交えた討論

◆討論の概要

第Ⅲ部では、フロアからの発言を交えたさまざまな討論について収録することにしたい。そこでの論点は、多岐にわたるが、それらを大きくまとめると、以下の通りである。①インフォームド・コンセントの考え方、すなわち、説明と同意をめぐり、そのあいまい性、とりわけ、意思決定能力の弱いものの意思決定の問題点、および、その概念を日本へ適用する場合の問題点について、議論がなされた。②評価原理としての効率、公正の問題点についての指摘、さらに、「質」の測定、政策研究の重要性、および、医療の地域格差、設備投資の決定要因についても、検討がなされた。そして、③なぜ医療に介護保険を適用しないのか、さらに、④政策評価における指標化、ニュー・パブリック・マネジメントのあり方、および、医療への適切な資源の投入といった問題意識について議論が戦わされた。⑤最後に、マクロ経済と医療の関係性、および、ミクロには、情報の非対称性を如何に縮小するか、という点も検討課題となった。フロアからの討論参加者は、田代弘子、上村泰裕、杉野昭博、藤澤由和の各氏である。

（三重野卓）

フロアを交えた討論

司会・三重野卓（山梨大学）　一時に始まったこのシンポジウムも、既に、四時間、経過しまして、五時を過ぎました。ようやく、フロアの方にマイクをまわすことになります。皆様、お待ちどうさま。発言、よろしく、お願い致します。

インフォームド・コンセントの概念への疑問

田代弘子（聖学院大学大学院、前埼玉県立小児医療センター）　はじめまして。私、聖学院大学の田代と申します。私は現場の医療者で埼玉県立小児医療センターの外来におります。それで、子ども自身へのインフォームド・コンセントというのはあり得るのかということを、ちょっとやりたくて、今日は関係すると思って参りました。

私、皆さんの話を聞いていて思ったのですが、インフォームド・コンセントのコンセントは説明と同意と訳されていますけれど、日本人は、説明と理解と受けとっているのではないかと思います。

インフォームされたことを、「はい、そのインフォームされた中身が分かりました」ということが、インフォームド・コンセントと勘違いしているような印象が残ります。同意というのは、本当は、インフォームされたことに対して、「はい。私もＯＫです」と自己決定することではないのでしょうか。それなのに、インフォームド・コンセントと自己決定がかけ離れて議論されているのが、私にはよく分からない。だから一戸先生がある程度の自己責任だとか、患者役割といって賢い消費者になることというのは、このことと関係すると思うのですが。

インフォームド・コンセントの重要な要素であるインフォメーションの仕方が、確かに下手です。私も自分の病院にいる医者たちに対してハラハラしていますから。うまくできないところでは、婦長は穴埋めをする作業をいつもしています。子どもはどうかというと、「うん」といっても、その後の責任を取れる能力がないとか、「うん」という表現能力がないとか別の問題があります。

私は英語よく知らないのですけど、インフォームド・コンセントには、自己決定とか、「私は同意します」「私は同意してそれをやることを認めます」という、そういう意味はインフォームド・コンセントのなかには入っていないのですか。皆さんの議論を聞いていると、その辺が、納得のいかないところでした。

それで一つには日本人は「世話する方には文句はいってはいけない」という常識があるのではないのかなと思います。だからいわれたらそのまんま。皆さんが病院にかかって、医療費いくらですって書いてあって、細かい項目で検尿検査がいくらですと記録してある医療費の明細をもらったことがある人は、ほとんどいないと思います。それさえ情報提供されていない。武川先生が「説明全部してくれない」といわれていましたが、では何で説明を求めないのですかと、逆に私は聞きたくなります。本当にインフォメーションを求めている割には、お世話を受ける人には求めてはいけないと思っている。その差が、情報の非対称以上にすでにもう存在している。お世話受けるときには、文句いってはいけないという立場の非対称がまずあって、その上での情報の非対称があります。いくら私たち医療者が頑張って、頑張って、頑張って提供をしても、「私は何も知らない」「病気だから全部お任せします」と患者様にいわれると、「違うよ」と私はいいたくなるのです。その立場の非対称が情報の非対称をもっと大きくしているような気がして、その辺のところがもやもやして、フラストレーションを起こしています。以上です。

司会　田代さんは、子供のインフォームド・コンセントに関心があるとのことですが、医療実践者の立場から、そもそも、インフォームド・コンセントの概念についての疑問が提出され、そのうえで、日本人は、いわれたことをそのまま受け入れるのではないか、という国民性についての指摘がなされました。一戸さん、回答、よろしく、お願いします。

インフォームド・コンセントと意思決定

一戸真子（高崎健康福祉大学）　インフォームド・コンセントについては、以下のように分けて議論するべきだと思います。コンセントの主役は間違いなく患者です。主語は患者ですから、インフォームドはきちんと受身になっています。ですから医療従事者からすれば、インフォームドを与える方ですから、この主人公は完全に患者になります。医療従事者はコンセントを得るほうです。患者はインフォームドされ、コンセントする、医療従事者はインフォームし、コンセントを得るという原理です。インフォームド・コンセントのうち「コンセント」に関しては、論争がたくさんあります。本来は、コンセントではなく、ディシジョン・メイキングであると、つまり意思決定の過程であり、単に同意したり納得したりするという結果だけではなくプロセスであるという解釈が必要であろうということです。この場合意思決定の過程において問題となることは、患者側と医療従事者側には情報の非対称という議論が含まれてくるということです。その意味において、ある程度選択肢が提供されたなかでのチョイスがいいのではないかという議論もあります。

要するに、外来語である「インフォームド・コンセント」に関しては、柳田邦男先生が座長でまとめられた厚生省検討班の「元気が出るインフォームド・コンセント」が出される以前には、日本医師会が「説明と同意」と訳しておりました。しかしながら、結局この言葉の真意が包括されるためには

「インフォームド・コンセント」というカタカナの原語そのものに戻すべきであるとして見直されたという論争の経緯があるのです。しかしながら、情報の非対称性の問題も含め、現場に促した捉え方をすると、結局は患者の治療などに対する「理解あるいは納得」ということまでが限界かもしれません。あくまでも積極的な医療参加にもとづく意思決定ではなく、基本は受身的であり、それも一方的というのであろうという見方も多くあります。日本のなかで浸透しているのは、このような解釈ではないかということが懸念されます。患者側がインフォームド・コンセントの本来の意味をきちんと理解していないのが現状だと思います。こういった状況の背景には、マスコミの影響もあるでしょうし、インフォームド・コンセント原理についての啓蒙の仕方についての私たち研究者の努力も不足しているのだと思います。ですから自らの身体への侵襲行為に対する理解と治療プロセスへの積極的参加ではなく、あくまでも形式的な説明を受けることが大事だということに止まっているのだと思います。患者側が自分自身の治療に参加するという役割は無視して、内容ではなく、あくまでも形式的な説明がないと、すぐに不満や文句をいうという現状となっていると思います。

ディシジョン・メイキングの際に議論になるのは理解力があるかどうか、それから自分自身の考えをうまく表現できるかどうかです。ですから医療従事者と患者の共同による治療という考え方にもとづく患者の医療への参画には、小児の意思決定能力、あるいは精神疾患の患者さんなど意思決定能力に関してやや問題があるケースにおいては、これは大変難しい議論になります。ですから小児の患者さんの場合は、まず主訴の特定が非常に困難となるはずです。現実には、患者は泣いているだけで、そこから医者がプロフェショナルとして診断していく、あるいは主訴は代わりにそばにいる親からヒアリングし、医療従事者がトータル的に総合診断していくわけです。その場合、患者の年齢によってもかなり異なるでしょう。赤ちゃんには非常に難しいです。やや成長していく過程のなかで言語能力を習得していくうちに、痛みという言葉が分かるようになるでしょう。しかしながら、何か他の原因が引き金となり、痛いという言葉を代用し、結局うそついている場合も幼児の場合には考えられるでしょう。ですから、現場では患者側から提供される情報の量や質に問題がある場合には、医療従事者は非常に苦労されると思います。

田代　現場はというよりも、全体のというところでディシジョン・メイキング（意思決定させること？）だということを、皆さんに分かって欲しい。一般の方々に。

一戸　そう思います。それをやっていくのが仕事だと思っていますけれども、やはり外来語の持つ問題点と、当たり前のようにやってきた医師—患者関係がうまく調和しないために、この言葉だけが一人歩きしたというのが、私が思っている感想です。

司会　本当に、インフォームド・コンセントという言葉は、外国から入ってきたもので、日本の状況に照らし合わせると、さまざまな問題があると思います。議論は白熱してきましたが、ここで、他に、ご質問なり、コメントをお願いします。はい、上村さん。

評価における効果と効率

上村泰裕（東京大学）　お三方とも政策の「評価」に関わるご報告で興味深かったのですが、特に郡司先生に質問させていただきたいと思います。ご報告ではまず評価の枠組みを示されて、「効果」と「効率」が互いに関連していることを説明されました。しかし後半で、効率の話を具体的に展開されたところでは、「実現されている医療の効果は一定であると仮定すれば」という条件のもとに議論を進められたように伺いました。しかし、効率というのはある効果を実現するための効率であるわけで、「医療の質と切り離して効率の問題だけを論じることに意味があるかどうか。例えば、「医療費がどんどん上がっています」ということは、同時に医療の効果が向上しているかもしれませんから、それだけでは「非効率」の証拠にはならないわけです。効率は経済学の問題ですが、どのくらいの効果を実現すべきかということは、むしろ政治的な問題、価値判断に属する問題でしょう。そういう政治問題を省略して、効率問題だけを独立に処理可能であるかのように論じるのは誤解のもとではないかという気がするのですが、いかがでしょうか。もう一点、医療費の地域差は病床数の多寡で説明できるとのことでしたが、その病床数の地域差はどんな理由で生じたのでしょうか。

「質」の測定、政策研究の重要性

郡司篤晃(聖学院大学)　まず最初に評価の点。たいへん重要なポイントなのですね。その質的な面も効果の面をくまなく十分に今日は議論できないだろうなと思ったので、経済的側面を中心に話したわけなのです。先程の武川先生にもちょっとお答えしましたように、最近は医療全体の効果というような議論は不毛だということになっていまして、だから個別技術を問題にしていかなければいけないんだというのです。そして、先程いいましたいわゆる経済的評価という一連の仕事があるのです。これはM・ドラモンドらが中心にいい出したことで、その中から例えば、クオリティまでちゃんと考慮に入れて効果というのを測らなくてはいけないのではないかということで、特別な医療の経済的評価のためにＱＡＬＹ(Quality Adjusted Life Years)といったものを導入してきたわけです。しかし、なかなか実用にならないのです。それは、測定がうまくいかない。ばらつきが多すぎてだめで、さらに誰に聞いたらいいだろうかということが問題であり、はたして経済学的にも本当に効用を測定しているのか、などなど、原理的にも問題があるのです。そういうことで、今必ずしもその研究は進んでいないのです。

もう一つの問題は、それではそれを全部終わってからでないと政策の議論はできないのかと。個別技術を全部評価した後でないと、政策の議論ができないのではないかというと、私はそうでもないのではないかと思うのです。やはりマクロの議論というのもあるのではないかと。だから政策研究というのはあるんだという考えなのです。個別の技術を一つ、問題のある技術に関しては詰めて議論していくことは重要ですけれど、それが全部できるかといえば、一〇〇年、一〇〇〇年たっても恐らくできないのではないか。なぜなら、新しい技術は次から次へと、どんどん出てくるわけですし、一つ一つ評価していくことが、いかに大変なことであるのか、やってみればよく分かるのです。私はC型肝炎のモデルを作って実際やったんですけれど、モデルを作るとデータが必要になるんです。そのデータがないのです。ですからいうは易く行うは難し。だけど、それと別に政策研究があり得ると僕は思っています。

地域差と設備投資の決定要因

それから地域差の研究に関してもかなり詰めた議論をしたつもりでありまして、私のレジュメにも文献を載せてあります。この研究の新しい結論は、地域差をもたらす原因は、医療単価である、ということです。例えば癌でも関西と北海道は高い。長野は低いですから。決して関西と北海道に癌が多いわけではない。それで単価を同じだと仮定すると、この地域差はほとんど消えてしまう。つまり、診療行為の密度の差なのです。

それからもう一つ重要なご質問で、何が設備投資を決定しているか、ということですが、僕の今の結論は競争なんです。競争も価格で競争できませんので、非価格競争になるのです。非価格競争とは、大きな病院や設備のたくさん整った医療施設の方が患者は来てくれるのではないかとか、あるいは評判があがり患者が来てくれるのではないか、と考える。そしてそれらは事実なのです。そのような患者の選好に反応して、医療施設が設備投資している。ですから無駄な設備投資をどうやって抑制していくかという問題、何が適切な整備なのかという問題は、まだまったく議論はないんです。確かに世界の平均値というのはあるんですが、それが本当にいいかどうかという議論は、また別です。設備投資をどのレベルにするか、これはまだ議論がありません。ただ、その悪循環を断つということは、あっても良いと思うのです。

イギリスもその点は極めて慎重にやっています。利潤が上がった場合にさえ、病院側の設備投資をすごく制限しています。GPに関しては、緩めたのですけど、病院に関しては緩めていない。

司会　効果と効率、医療の地域差をめぐる議論がなされていますが、この点と関連して、議論をもう少し進めたいと思います。

医療計画とベッド規制

近藤克則(日本福祉大学)　少し意見が違います。制限や規制についていえば、日本でも医療法にもとづく医療計画で地域毎のベッド数を規制しています。その地域の人口や高齢化率などから、必要ベッド数を計算する式があります。計算式を変えたり、係数を変えたりして数字は変わりますが、法的にベッド数を規制する点は変わりません。ただ、この規制が始まるまでに、すでにできていたベッドについては、減らすことはできない。それに懲りたのか介護保険では、国が「参酌標準」といういわば目標値を、はじめから示しています。長期的にみれば、医療のベッド数も、介護の施設定員も、コントロールする方向だと私は思います。ただし、それが「適切な水準かどうか」の根拠は弱いという点では、郡司先生と同じ意見ですが。

郡司　上限は決められていますけれども、ちょっと抜け穴があるのです。癌のためには使う病棟、救急とか、小児科ですね。そういうのは規制の枠外なのです。

近藤　しかし、それも足りない分野という判断があった場合だけで、十分足りている分野は規制されるわけですよね。

郡司　そうです。しかしあいかわらず上昇基調であるということです。だから法律で一生懸命規制しようとしているのです。療養型病床群ではなくて、個別の病床でもいいですよ、福祉的なベッドに変えていくといいですよ、とかです。

病院と介護保険

杉浦昭博（関西大学）　関西大学の杉野です。ものすごくマイナーな質問かもしれませんが、今の話とちょっと関係するので伺いたいのですが。現在、政府は、医療保険を使っている療養型病床を介護保険に転換させようとしていますが、多くの病院がなかなか介護保険に移ろうとしないのはなぜでしょうか？　報酬単価では、医療保険よりも介護保険に移った方が、月々四二万円ですから優遇されているようにみえるのですが。

郡司　それはよく分かりませんが、単価がやっぱり医療のほうが高いし、医療行為をどんどん付加えることできますよね。恐らく水揚げが最終的には医療のほうが高いのだと思います。

近藤　あと、おむつ代の扱いなどが違います。介護保険では介護報酬のなかに丸められていますが、医療保険では追加徴収が認められています。それに、いったん介護保険適応になると元には戻れないかもしれない。厚生労働省の誘導策にのって、あとで痛い思いをした過去の経験があって、どちらが損か得か分からないから、様子をみようというところもかなりあるのではと思います。

郡司　基本的は、医療施設を福祉施設に、そしてさらに在宅へと誘導しようとしていますよね。そして、今後いわゆる複合体、そして恐らくそれが地域独占の方向へ行くでしょう。それが決して悪いといっているわけではないんです。それはそれでもっと別な問題を生じるだろうと思うのです。

司会　五時半に近づいてきましたので、簡潔かつ、重要な質問、お願いします。

指標化の問題、および医療費抑制政策

藤澤由和（国立保健医療科学院）　藤澤と申します。二点お伺いしたいことがあるのですが、まずかＰＡＦ（Performance Assessment Framework）というのは、クリニカル・インディケーターそのものであると考えてよいのでしょうか。二点目は、私はイギリスと同じような政策を展開しているニュージーランドに関して研究を行っているのですが、イギリスにおけるニュー・パブリック・マネジメントの医療分野への適応ということに関連して、先程の議論をお聞きして若干疑問に思ったのは、イギリスの医療費抑制政策を踏襲することなく日本における医療制度をどのような形で維持していくかということです。かりに日本がイギリスのようなラディカルな医療費抑制政策をとらない場合、適切なレベルでの医療資源を投入する必要がある場合、その資源の適切さをどのような形で考えればいいのでしょうか。

近藤　まず、一点目のクリニカル・インディケーターについてです。ＰＡＦは、すでに数百項目になっており、そのなかにはクリニカル・インディケーターにあたる死亡率や合併症の発症率、自宅退院率など臨床的アウトカムも含まれています。一方、アウトカム以外に、ストラクチャーの要素もプロセスの要素も入っています。研修医の一週間の労働時間なども含まれていますが、これなど

はクリニカル・インディケーターではないでしょう。

二点目の医療費水準の適切さには、絶対基準はなく、他と比べてあるいは国民の期待する水準や他分野のサービスと比べてはじめて評価できる相対的な基準だと理解しています。ＰＡＦでは、資源配分や効率を探るため、全英の平均値や参照コストなどが公表されています。全体の平均よりも効率が悪い病院やトラストには、どこか適切でないところがあり、改善の余地がある可能性が高いことは分かります。

藤澤　つまりＰＡＦというのはＮＨＳにおける医療サービスのパフォーマンスを評価するための枠組みというものなのですね。

近藤　そうです。

藤澤　ＰＡＦによって展開される指標はいわば広い意味でイギリス版医療サービスのパフォーマンス・インディケーターの集合ということなのですね。

近藤　そうです。その数百項目でかなり多分野にわたって、何にでも数値化できるものは数値化してあるというアプローチです。

ニュー・パブリック・マネジメントとは何か

藤澤　ニュー・パブリック・マネジメント（ＮＰＭ）の目的は、基本的にはイギリスの公的サービスのパフォーマンスを評価することと考えてよろしいのでしょうか。

近藤　ニュー・パブリック・マネジメント（NPM）とは、マネジメント（経営・管理）に成功している民間企業の手法を、公的（パブリック）セクターに導入しようとする一連の動きとその背景にある考え方で、評価の重視だけではありません。いくつかの側面をもっていると思います。

まず、結果（アウトカム）や効率、そしてその評価を重視する仕組みです。「やり方は現場のお前に任せる。費用を抑え効率をあげて利益を確保しろ。そして結果を数字に出せ」という民間の考え方ややり方を導入したわけです。古いパブリック・マネジメントでは、アウトカムよりストラクチャーとプロセス重視で効率は軽視されてきたといえます。（ストラクチャーである）予算をつけるまでは論議するが、いったん予算が成立すると、結果（アウトカム）は問われない。予算が余ったりすると「年度内に消化しろ。さもないと来年度の我が部署の予算が削られる」などといわれる。仕事の効率を高めて予算を浮かせても評価はされないですね。一方、結果（アウトカム）が乏しいことを批判されても、「議会の決めた通り、鋭意努力しました。プロセスは遵守しています」といえば、それ以上追求されることは、あまりなかったのではないでしょうか。それに対してニュー・パブリック・マネジメントでは、効率よく結果を出すことが求められるようになったわけです。そして、評価の重視でいえば、民間企業の損益計算書の売上高や利益額にあたるのが、ＰＡＦなどのパフォーマンス・インディケーターです。また、やり方を現場に任せるほど、独自の工夫による改善の余地が生まれますが、それは不正を働く余地ともいえます。そこでCHIでも監査するなどの一連の仕組みが、ニュー・パブリック・マネジメントの第一の側面である結果や効率、評価の重視です。

もう一つの側面は、民間活力の活用です。医療サービスは、社会的に保証すべきものではあるが、公的病院がすべてを担う必要はない。その質が高ければ、民間病院が担っても構わないという考え方です。NHSでも、待機患者の多い手術などを民間病院に委ね、その費用はNHSの予算から支払っている例もあるほどです。

ニュー・パブリック・マネジメントには、競争の重視という側面もあります。以前はGPから紹介できる病院が決まっていましたが、それを規制緩和し、近隣の病院なら紹介可能にして、病院間に競争を持ち込んだ。これが内部市場(あるいは準市場)と呼ばれる動きです。ただし、内部市場は、実は理念的なものに過ぎないという意見も耳にしました。競争は、選択肢があるところでしか機能しません。都市部では選べるかもしれませんが、北の地方に住んでいる人が、いくら評判がよいからといってはるばる五時間もかけてロンドンの病院に行くかというと、実際には手近で済ましてしまうことが多いでしょう。つまり現実には、競争はあまり起きなかったというわけです。ただ、「無競争であった昔と違うぞ」「競争が入ってくるぞ」と緊張感が走ったという意味が一番大きいのではないかとコメントした研究者がいました。

適切な資源の投入とは何か

藤澤　最後に、イギリスにおける医療分野における効率性追求といった文脈との兼ね合いから、医療分野への適切な資源投入という場合の「適切さ」とはどのように考えることができるのでしょうか。

近藤　適切な政策というのは一義的には決まらないと思います。医療に限った話ではありませんが、政策評価は多次元ですべきです。一つの物差しだけで計ると、判断は歪みます。例えば、日本の医療政策論議も異常です。医療に直接関わる者以上に医療費抑制や規制緩和をとなえるエコノミストの声が大きいと私は思っていますが、お金がかからないのが良い医療政策の唯一の基準というのなら、医療を全部やめるのが良い政策です。お金のかかる医師の養成などやめて、病気になったらひたすら祈るような医療制度にしたらどうでしょう。それでも助かる人は助かるし、一番安上がりなのは間違いないでしょう。しかし、誰が見てもこれは暴論です。つまり政策は一つの基準では測れない。つまり、多次元の評価を組み合わせることが必要不可欠です。

また、政策評価をすれば、最適な政策が一義的に決まるというのも幻想だと思います。政策評価の目的は、論議の資料を提供することです。医療の質にかかわる評価結果が公表されると、論議が巻き起こる事態をイギリスで体験しました。

非政府組織のＮＰＯが、政府統計のデータを駆使して、死亡率に関連しそうな因子について、何が死亡率の高い病院と低い病院の間で違うのかを分析評価して公表しました。例えば、疾患や重症度の違いなどケースミックスはＨＲＧ（Healthcare Resource Group）を使って調整し、患者の年齢とか、地域差などいろいろ考慮して分析したわけです。その結果、最後に一つだけ統計学的に有意なものとして残ったのは、ベッド一〇〇床あたりの医師数でした。医者が多い病院は死亡率が低いと。これが発表されると、マスコミが取り上げ大騒ぎになったのです。

成績が悪いなら悪いで、その理由を国民・市民に説明するのが、説明責任（アカウンタビリティ）です。医師を増やせば死亡率は下がるが費用はかかるとわかれば、国民に対し「医療費を抑えて死亡率が高い病院がいいですか、それとも医療費が高くても死亡率が低い病院がいいですか。死亡率を低くするために、医師を一人増やせば一億円かかりますよ」などと説明できます。政策評価の目的とは、一義的に「適切な政策」を決めることにあるのでない。判断の材料となる情報を提供することが目的であり、それを踏まえた上で政治が、ひいては国民が「適切な政策」を判断するのに貢献することにあります。国民の合意形成プロセスには、時間がかかります。即効性を期待してはいけないと思います。

一方、日本の政策論議の異常さは、このような医療の効果や質に関する情報が乏しいままで、「医療費のどこをどう抑えるかのが『適切か』」という話が前面に出ていることです。医療政策評価をやろうとしても、研究者が二次分析のために政府統計データの提供を受ける手続きが大変で、英米とは格段の差があります。また、政府統計以外のデータも乏しい。日本はまず、政策評価に研究資源を投入することをイギリスから学ぶべきだと私は思います。根拠となる政策評価を積み重ねることにも、「適切な医療政策とは何か」という国民合意をつくるために論議を積み重ねていくことにも時間がかかります。それらをやる前から「何が適切か」と答えを求めようとするのは、せっかちすぎないかと私は思います。

司会　では、最後に一人、これをいわないと今夜、眠れないという方、いらっしゃいましたら、お願いします。誰か、質問なり、コメントを。

医療の市場化とマクロ経済の成長

武川正吾（東京大学）　質問というか、普段、疑問に思っていることを聞いてよいでしょうか。よく分からないところもありますが、医療の市場化を進めていくということは、医療が産業になるということでしょう。そして医療費が増えるということは、医療産業の規模が大きくなるということですよね。医療産業が拡大して医療費が拡大するということは、経済成長に寄与しているということにはならないのでしょうか。

郡司　社会保障の所得に対する乗数効果については、あまり具体的なデータがないし、他の産業との連関も極めて弱い。しかし、地域経済に対する乗数効果は、ダムなどに比べたらかなり大きいのではないでしょうか。

近藤　医療と福祉の産業連関分析は、医療経済研究機構が報告しています(医療経済研究機構『医療と福祉の産業連関分析報告書』一九九九年一二月)。それでは、建設など公共事業と、大差ないかむしろ上回っているという結果が出ていました。拡大総波及係数(一九九五年)でみると、全産業平均で三・七二、公共事業の三・八〇に対し、医療の三部門(国公立・公益法人等・医療法人等)では三・八四〜三・八五、社会福祉で三・七九です。

また、関東のどこかの県が発表した波及効果の分析結果をみたことがあります。その結果でも、やはり公共事業と同じかむしろ良かったと記憶しています。

郡司　国全体の産業連関分析は、社会保障研究所がやったものがありますよね。その結果をみても、医療はかなり切り離された産業のようですね。

地域的に所得の乗数効果があれば、社会全体に対してもあるでしょう。医療施設、福祉施設って全国にあるわけですから。ただ、実証されていないのです。

司会　討論者の武川さんがご質問なさったので、最後に、今回、初めて参加していただいた新田さんに、このシンポジウムの感想なり、総括なりをいただければ、幸いです。

情報の非対称性を縮小できるか

新田秀樹（大正大学、前内閣官房）　私は、普段は法律学や経済学を中心とした話を聞くことが多いのですが、今日はそれに加えて、社会学や保健学の観点からのお話も伺えて大変有意義でした。繰り返しになりますが、本日の議論に関して一言感想を申し上げれば、情報の非対称性を解消しようとすることは不可能であるということですが、私は、情報の非対称性を縮める余地はわが国の現状においてはなお相当あると思っておりまして、それを縮めるということは、医療の質の向上にも、それから医療機関の機能分化促進（＝統合性の改善）にも有効なのではないか。そして、そのために必要な基礎的データについての本格的な調査研究を進めていく上では、本日のような議論が大変大事ではないかと思った次第です。今日はどうもありがとうございました。

司会　どうもありがとうございました。私も、いいたいこと、質問したいことがありますが、ここでは省略します。私は、専門が「生活の質」研究で、医療における「生活の質」とか、生命倫理の問題、伺いたかったという気もしています。また、近年、政策評価、行政評価に関心を持っており、医療分野における評価の問題について、大いに参考になりました。とにかく、議論が凄く盛り上がり、企画担当者の私としましては、本当に幸せを感じています。長い時間、ありがとうございました。

付論

◆論文の概要

付録では、シンポジウム終了後に執筆された三重野論文を収録することにしたい。ここでは、より広く、一般的に評価の問題について議論した後、高齢者の健康問題に焦点を合わせ、政策評価について検討を加える。まず、第一に、現在、評価が注目され、数量志向が広がっているが、そうした動きの前提として、七〇年前後のシビル・ミニマム、PPBS、社会指標などの運動に着目する必要がある。しかし、第二として、現在の政策評価は、ニュー・パブリック・マネジメントの一環として行われ、とりわけ、アメリカ合衆国、イギリスである程度の成功を収め、わが国で注目されているという特色がある。第三に、具体的な指標化においては、アウトカム(成果)志向があり、第四として、評価基準としては、効率性と公平性の両立が求められている。そして、第五として、ここでは、具体例として、高齢者の健康をめぐる関連図を構成し、そこにおける政策目標、指標について、明らかにする。最後に、第六として、計画、社会報告における政策評価のあり方、意思決定過程における評価の役割、評価における住民参加について、議論する。

(三重野卓)

福祉社会における政策評価と健康問題

山梨大学　三重野　卓

1　評価の時代

現在、評価の時代の到来といわれているが、そこには、様々な意味がある。例えば、何らかの公的当局が、自らの行動に対して説明責任(アカウンタビリティ)を果たさなくてはならない、としたら、公共的な政策の波及効果の評価が不可欠になる。それは、当然、人びとの知る権利の高まりによる。現在、政策評価、行政評価が注目を集めている。評価の意味を考えると、何らかの価値基準との関係がある。実際、このところ、資源の希少性における効率性という問題意識が前面に出ているが、そこでは、公平性とのトレード・オフが我々の念頭にのぼる。

しかし、こうした評価の基礎にある数量志向は、何も近年に始まったことではない。数量化自体は、わが国においては、七〇年前後、様々な運動のなかで試みられていた。例をあげると、シビル・ミニマムの策定、ＰＰＢＳ(Planning, Programming, and Budgeting System)、社会指標の構築を指摘することができる(1)。シビル・ミニマムにおいては、生活権という側面とともに、政策公準としての側面が重視された。これは、目標値の設定と関連づけられる。また、ＰＰＢＳにおける公共活動のプログラム・ストラクチャーの定式化や、効率性の視点、すなわち、費用効果分析の確立が目標となった。しかし、福祉分野では、効果の数量化には様々な困難があり、厳密な費用効果分析は、実際には、かなり難しい。大雑把な予算、インプットとアウトプットの関係を示すにしか過ぎない場合も多い。また、社会指標における福祉、生活、「生活の質」への注目は特記されるが、しかし、それは十分な成果をもたらさなかったのも事実である。それにもかかわらず、七〇年代、政策科学の確立への志向が広がったのは注目に値する。

こうした経緯を踏まえ、現在、財政難のなかで、本格的な数量志向、政策主導、システム志向の時代が近づいているともいえる。もちろん、様々な個別指標は客観的な認識を試みるためのものであるが、それが恣意的に解釈され、指標により現実が歪む危険性もある。数量的データは現象の単純化の産物であるため、背後にあるリアリティに注目する必要がある。合理性、効率性が、逆に形式合理性、非合理性をもたらす可能性もあろう。今まで、政策主導、情報主導といっても、実現に制約があったという事実を踏まえる必要がある。

以上の点を考慮に入れて、本稿では、第一に、政策評価の導入について、海外、および日本の状況に言及し、第二に、とりわけ、その指標化の方法論について一般的、かつ包括的に検討する。さらに、第三に、評価原理について、議論することにしたい。第四に、ここでは、高齢者の健康問題に特に着目し、福祉社会における指標化のあり方を概観し、第五に、政策評価、行政評価と計画、参加問題に焦点を合わせ、一般的な検討を加えることにしたい。

2　評価の実際

近年の政策評価、行政評価の動きは、ニュー・パブリック・マネジメントのある程度の成功、とりわけ、アメリカ合衆国やイギリスにおける成功によるところが大きく、他の先進諸国に広がっている。その一方で、このところ、研究面においては、福祉国家論の議論が盛んであったという事実もある。七〇年代、産業化、近代化の理論との関係で、対国内総生産(GDP)の社会保障給付比率が高まることが福祉国家の単線的発展とみられていた。しかし、八〇年代の福祉国家危機のなかで、それぞれの国家が異なった対応を示してきた。そして、九〇年代、代表的論者であるエスピン・アンデルセン(2)は、自由主義型、大陸型(保守主義型、ないしは、コーポラティズム型)、社会民主主義型福祉国家という類型を設定したが、そのなかで、アメリカ合衆国、イギリスは、自由主義型国家と見なされていた。

ニュー・パブリック・マネジメントでは、社会的サービスへの企業の手法の導入、市場における競争、そして、業績主義、成果主義などの原理、政策部門と執行部門の分離が重視されていた。バリュー・フォー・マネーという、サービスの経済的価値への志向が高まったのである。実際には、福祉政策の分野では、純粋な市場は成り立ちにくく、様々な主体が協働、競争し、そこに公的な資金が導入されるという準市場、社会的市場という考え方が、現実的である。例えば、介護を考えると、すべて市場化すると、高所得者しかサービスを購入できないかもしれないというのがそれである。それゆえ、公共部門と民間部門のパートナーシップが議論の対象になる。

いずれにせよ、政策評価においては、意思決定の合理化、そのための風土が前提になる。アメリカ合衆国、イギリスといったアングロ・サクソン系の民族は、数量志向、システム志向が強いといった傾向もあり、その点もこうした評価と関係している。

政策評価、行政評価(3)においては、政策のアウトカム(公共活動とさまざまな主体の協働による)の客観的側面の把握のみならず、満足度といった主観的側面に関する指標の使用もなされている。主観的意識こそが、最終的なアウトカムであるという主張もある。満足度は、国民の意見、意識を探るという意味から、民主主義の証しであるともいえるが、それとともに、企業のマーケティングの考え方から顧客満足度を志向しているという点は注目に値する。ただ、その場合、公共サービスにおける顧客とは何かという、そもそもの疑問があるし、主観的意識と客観的側面の関係の複雑さを指摘することもできる。

実際に、ニュー・パブリック・マネジメントの動向としては、イギリスでは、国レベルが主導し、地方自治体に広がったという傾向がみられ、アメリカ合衆国においては、下から、すなわち、行政の現場・自治体からの運動が国レベルに波及したという点を認識する必要がある。

こうした流れを受け、わが国において、とりわけ、政策評価、行政評価については、九〇年代から、まず、自治体での導入がなされた。そのなかで、三重、静岡、北海道、福岡、青森、東京などの試みが広範な影響を与えた。国レベルでは、二〇〇一年の行政改革のなかで政策評価が制度化(「政策評価に関する標準的ガイドライン」)され、各省庁でその実施が義務づけられている。そして、総務省が、かつての行政監察局を行政評価局として改組し、その作業を本格化している(4)。

3　政策評価と指標化

もちろん、わが国における評価には、より上位レベルの政策評価か、それとも、プログラム(施策)評価か、事業評価か、というレベルがある。事業レベルの評価では、業務の棚卸しが重視される。そして、行政評価は、この三つのレベルに関係する評価といえるが、政策評価で、これらを包括する場合もあり、用語的には、必ずしも合意は得られていない。こうした評価におけるレベル間の関係性への着目、そして、公会計の改革や、バランスシートの作成が、その基礎として注目される。しかし、実際には、アウトカム指標の開発は難しく、代理指標で我慢する場合もあるし、個別指標の代表性を認識する必要もある。そして、アウトカム(例、健康水準)といっても、施策のアウトプット(健康教育、健康相談の実績)、インプット(マンパワー、費用)の関係を、常に認識することが望ましい。

現在の政策評価、行政評価と、今までの社会指標の構築運動は、一応、別の運動である。ただ、「生活の質」(5)、福祉の視点の必要性という点で、両者は関連すべきである。実際の指標化のための資料の収集において、データの利用可能性が制約条件になる。社会指標の一部が、政策評価のためのデータとして利用されるのは事実である。七〇年前後の社会指標作成運動では、社会統計の整備に焦点があったが、近年の行政評価では、新たにデータを収集するなどの試みがなされている。また、地方自治体の政策評価では、指標データの収集レベル、国と地方自治体の指標の違い(例えば、何らかの施策を実施している市町村数の把握や、指導、助成などの把握)などが認識される。さらに、データの単位、すなわち、国単位、県単位、市町村単位といった視点や、時系列比較、地域比較、国際比較、そして、欠損値の存在などに配慮する必要がある。

こうした指標化、指標の整理において、「生活の質」、政策効果について、理念的なフレームを考えるのか、実際的な政策、プログラムに基づくフレームを考えるのか、また、関連樹木型(概念をツリー構造で整理する)の構成をとるのか、マトリックス型(例えば、医療、住宅、環境などの領域と、サービスの受益階層をクロスさせる)の構成をとるのか(6)、という選択がある。ここで、例として、厚生労働省の政策評価のフレームをみると、関連樹木型になっている。そこで、医療領域に注目すると、基本目標は、「安心・信頼してかかれる医療の確保と国民の健康づくりを推進すること」となり、それが、施策目標1「地域における適切かつ効率的に医療を提供できる体制を整備すること」、施策目標2「必要な医療従事者を確保するとともに、資質の向上を図ること」、施策目標3「利用者の視点に立った、効率的で安心かつ質の高い医療サービスの提供を促進すること」、施策目標4「広域を対象とした高度先駆的な医療や結核・難病などの専門的医療等を推進すること」など、一三の施策目標に分かれている。そして、施策目標1は、Ⅰ「日常生活圏のなかで必要な医療が提供できる体制を整備すること」、Ⅱ「医療機関の機能分化と連携を促進し、医療資源の効率的な活用を図ること」、Ⅲ「救急・災害医療体制の整備を図ること」、Ⅳ「医療の質を向上させるために医療法に基づく基準を遵守させること」に分かれ、実績評価の個別指標(アウトカム、および、行政のアウトプット指標)が対応づけられている。

一般的にいうと、政策評価においては、目標のヒエラルヒーの構築、予算の対応づけ、そして、関連諸施策などの評価シートの作成が必要になる。しかし、アウトカム指標と実際の政策との関係は複雑であり、とりわけ、国レベルでは媒介要因が多く、複雑化する。当該社会の政策目標と基礎的データ(例えば、高齢化率)、行政活動、行政成果の連鎖、ないしは目標—手段の連鎖などを精緻に明らかにすることが望ましい。そこでは、サービス、社会的資源の類型、すなわち、現金、現物、マンパーなどの検討も不可欠になろう。

さらに、目標設定のためのニーズ量の把握、そこにおける社会的価値、通念、行政官、専門家、地域比較、階層別比較の視点などを指摘することができるが、具体的にはいかなる方法をとるかが検討課題になる。例えば、目標値設定において、行政府の管理職が作成するのか、それとも住民参加の新しい形態が可能か(指標の選択、目標値の設定)ということも問われるようになる。しかし、目標値の達成による成果主義にも難点がある。目標値を低めに設定すれば実現し易いし、そもそも、目標を実現し易い部門もある。成果主義には、顧客満足度の重視、職員の運動に(現場の生産性向上)よるという側面もあるし、組織内評価、そして、外部評価という側面もある。

さらに、指標化において、各個別指標の関連性、すなわち、トレード・オフ、代替、補完関係、上級財、下級財などの視点を考慮に入れ、関連モデルのみならず、システム・モデルを定式化することも期待される。そして、そこでは、政策実現の主体の視点をいかに導入するのか(例、公的部門、民間非営利、営利部門、家族、地域など）ということが検討対象になる。また、例えば、高齢者の階層性、類型（活動的高齢者、一人暮らし高齢者、要介護高齢者）をどう捉えるか、家族類型、さらに、ライフコースその他の視点をいかに導入するのか、ということが議論になる。

福祉国家論では、当然、国家を中心として論理を構成することになるが、近年、福祉社会(7)に新たな積極的な意味を与えるという試みがなされている。それは、福祉レジーム論、福祉多元主義といった最近の研究動向を表している。いずれにせよ、当該社会の福祉実現のための主体を総体として把握し、その主体の協働を分析する必要がある。そこでは、例えば、近年、ボランティア活動の充実までもが、よきにつけ悪しきにつけ公共当局の目標となっており、その有効な機能について提言がなされている。

実際、政策評価の指標と社会指標との類似性が指摘される。そのため、政策評価においては、社会指標研究の成果を踏まえる必要がある。指標化には、次のような点が指摘されよう。

第一に、社会指標研究では、ミクロ―マクロという個人の福祉と社会の最適性の関係への配慮、経済学における効用、厚生関数、社会学におけるシステム論、とりわけ、構造機能主義などの理論志向があった。しかし、現在の政策評価では、理論志向が弱いという事実がある。それは、政策評価は、経済学者や社会学者ではなく、経営コンサルタント、行政学者が主導していることにもよる。

第二に、概念と指標との関係（例、健康水準とそれを表す指標）、指標の妥当性に注意する必要がある。そのため、領域ごとにたとえ単純なものであっても、何らかのモデル化(関連図の作成)を行い、指標の価値前提、その素性を特定化する必要がある。そもそも、指標は多重指標にならざるを得ないということもあるし、さらに、指標によるアカウンタビリティの視点もあろう。

第三に、目標値、評価自体に、効果、効率の視点をどう付与するのかという議論がある。そのため、指標項目の設定、基準点の設定における方法論の確立が望まれる。政策評価においては、ベンチマーク方式(アメリカ合衆国のオレゴン州による試みで注目される)という命名が有名である。当該地域における目標値の設定により、その未来の方向性を示し、他の地域との比較、時系列比較がなされることになる。こうした点と関係して、第四に、地域比較、自治体比較は、海外では不可欠になっている。しかし、旧経済企画庁(現内閣府)の「新国民生活指標」は、この点で失敗したということを反省材料とすべきである。第五に、個別指標、福祉領域へのウェイトづけ(意識調査結果の使用)、総合化のあり方が検討されるが、ただ、一本化したものではなく、多次元的の方がよいという点では、合意が得られている。

4　評価の基準、原理

政策評価という場合、政策と評価の部分に分けて議論することが望ましい。政策は、「目標―手段」の定式化、その実行のための手続きからなるもので、公共当局が操作可能なものである。その政策における事前性、体系性により、計画が策定される。それに対して、評価とは「良いか、悪いか」という価値判断を含んでいる。そして、政策、プログラム(施策)、個別的な事業・事務の効果を評価することになる。

ここで、効果とは、目標との関連が重要になるもので、そこには、単なる効率性を超える意味がある。そうした効果を考える場合の原理として、一般には、以下のものがあろう。

まず、平等については、機会の平等と結果の平等がある。さらに、ライフサイクルにおける平等の視点も指摘できる。ある段階で、個人が不平等な状態にあったとしても、その人生において立ち直れる機会があるということである。公平には、貢献度にもとづく給付を表す場合があるが、さらに、垂直的公平、水平的公平、世代間公平を目指した再配分といった考え方もある。そして、公正、(最低限の保障)、さらに、接近可能性(アクセシビリティ)といった考え方を指摘することもできる。ここで、アクセシビリティには、距離、時間、経済的容易さ、情報の入手可能性、権利性などの視点があり、さらに、サービスの十分性ないしは適切性などの評価基準をいかに適用するかということが、課題になる。快適性(アメニティ)には、空間の景観とともに、心地よさという主観的な意味もある。そして、総合性として政策の調整、総合化が検討事項になる。その基礎としての効率には、サービスにおける費用対効果の最大化のほか、組織におけるムダの縮小、効率的運営などの視点もある。なお、医療、福祉に焦点を合わせた前述の厚生労働省の政策評価では、必要性、効率性、有効性、公平性、優先性の基準があげられている。

こういう点を考慮に入れて、さらに、政策との関連で評価を定式化すると、以下の考え方があろう。①そもそも目標値自体の達成度による評価もあるし、②目標−手段との関連で達成を評価する場合もある。③特定の目標が上位の目標との関連で適合するかという、インプットとアウトプットの関連の特定化の視点がある。④そのためには、因果関係の特定化が必要になる。⑤さらに、社会的価値、ニーズとの関係が問われることになるし、⑥その意思決定のための基準としての目標関数の極大化、最適性が関係してくる。⑦費用対効果、貨幣換算の可否をどのように把握するかも課題になり、⑧政策実施のための代替案の列挙も有用となろう。さらに、⑧社会調査としてのエバリュエーション・リサーチという視点もある。

しかし、さらに、評価のより上位レベルの基準として、例えば、J・ロールズの格差原理やパレート最適を挙げることができる。ここで、ロールズ(8)の原理とは、自由の平等な保障、能力に応じた機会の均等、さらに、格差原理、すなわち、最も恵まれない人の福祉を最大化するということを意味する。この考え方は、公正、公平の基準を表すが、結果として、当該社会の効率性を高める可能性もある。しかし、最適化といっても、実際には、部分的最適化にしか過ぎない。例えば、健康分野、生きがい分野、就労分野で最適性を志向するとしても、分野間のトレード・オフの問題は依然そのままである。部分的最適化を踏まえた全体的最適化との関わりが注目されるのである。政策領域間、さらに、地域間の関係性が重要になろう。

5　高齢者の健康問題

こうした点を踏まえて、高齢者社会指標をどう設定し、政策評価、行政評価を行うのか、ということについて考察を加えてみよう。具体的には、社会的目標、その達成のための個人目標、アクションプランの設定、個別指標値の向上のための公、民・私の協働という視点があり、部門間の連携、統合の視点、すなわち、保健、医療、福祉の関連性が議論になる。とりわけ、「ゴールドプラン二一」、「健康日本二一」などの計画に注目する必要があろう。ただ、要介護者についての検討は、ここでは、対象外とし、活動的高齢者、そのための予防的な面を中心とする。

ところで、医療、健康分野について、高齢者の健康(9)に焦点を合わせて、簡単な見取り図を描くと、**図1**の通りになる。福祉国家においては、高齢化により、年金需要、福祉需要、医療需要が顕在化する。そこでは、後期高齢者の増大により、要介護の高齢者が増大し、その医療費、介護費が高騰する。それゆえ、国民は、ライフサイクルの各段階で、健康増進について努力することが望まれ、それにより、福祉国家の限界が打破られるかもしれない。そのために、様々な主体が活動する

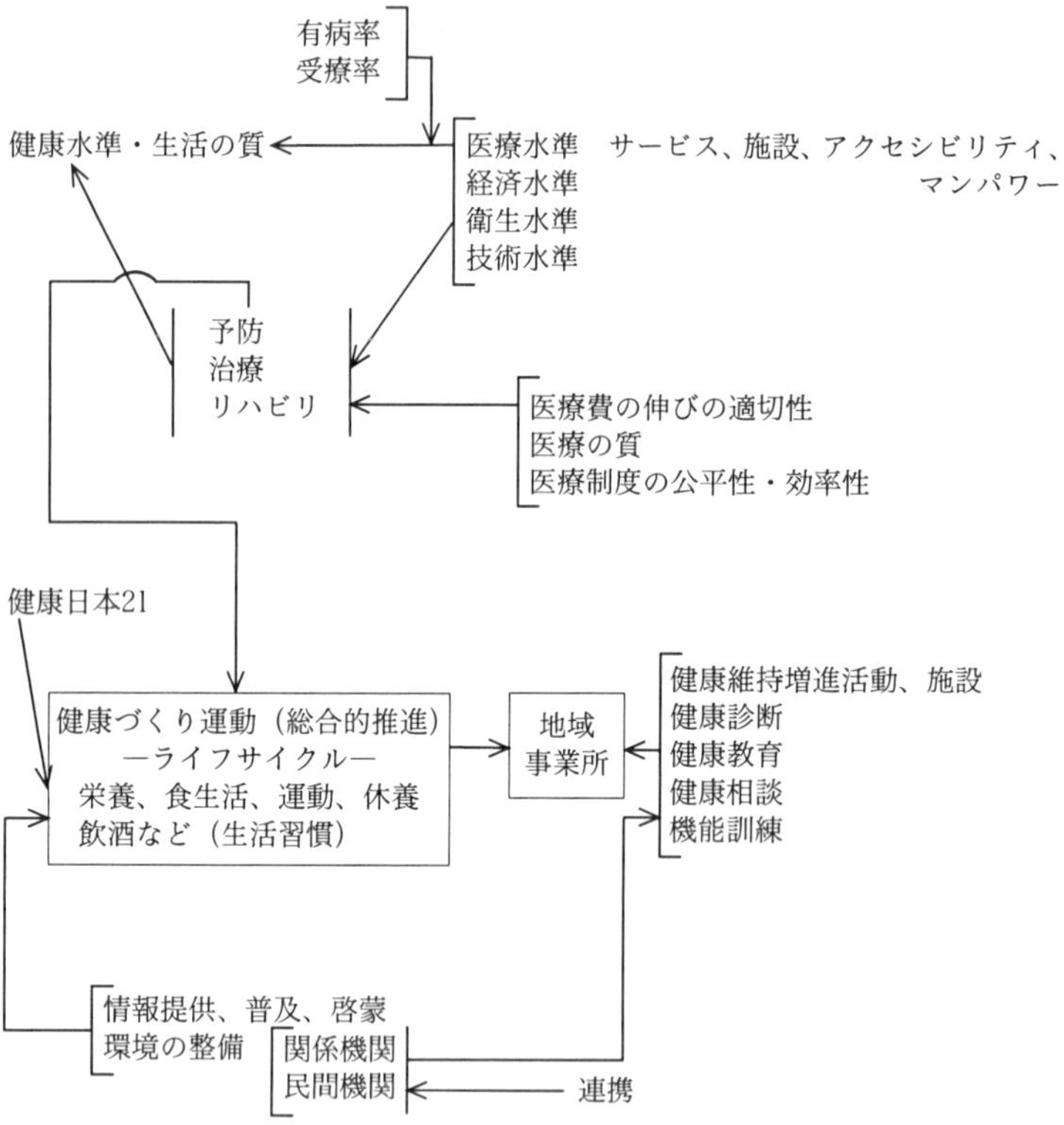

図１　「医療・健康」をめぐる関連図

ことになり、まさに、福祉社会への展望が開かれるのである。

まず、この図式の主要な要素として、健康水準をあげることができる。それは、「健康水準があがり、長寿を全うする」という政策目標であり、アウトカムである。具体的には、平均寿命、健康寿命などが個別指標として設定される。また、主観的な側面としては、健康満足度やストレス度をあげることができる。こうしたアウトカムには、当然、医療、保健のサービス、施設、アクセシビリティ、マンパワーなどの医療水準、それを確保する技術水準を、そのためのインプット、アウトプットとして指摘することができる。ただ、アクセシビリティの扱いには困難があり、施設、サービスへのアクセシビリティが高まれば、満足度が低下する可能性もある。これは、潜在化していた医療への欲求が顕在化するからである。さらに、一人当たり国内総生産(GDP)に代表される経済水準がこの図式に間接的に関係する。そして、健康の基礎には衛生水準があり、このための活動のあり方が問われることになる。

さらに、こうした因果関係の媒介要因として、有病率、受療率が位置づけられている。ただ、有病率は、当然、年齢構成との関わりで高まるものである。高齢者数が増大すると、有病率は上昇する。また、受療は医療のアクセシビリティと関係している。入院による受療は、人びとの健康状態を表すが、外来による受療は、健康に対する意識を意味するため、それが高いから健康状態が悪化しているとは必ずしもいえない。しかし、医療、保健の最終的な目標が、「生活の質」の向上にあるとしたら、これらが、それに影響を与える要因であることは事実である。こうした健康水準には、地域差、階層差(平等の視点)がある。ここに、政策目標としての設定の困難さとともに重要性がある。

医療の機能としては、予防、治療、リハビリをあげることができる。疾病構造の変化、すなわち、急性疾患から慢性疾患への変化のなかで、リハビリの重要性が増している。治療、リハビリは、身体的・機能的障害、能力障害の除去、回復を意味し、保健は、身体的機能の強化を意味する(10)。こうした医療、保健の機能は、医療費の伸びの適切性と関係し、そこでは、医療費の効率性、負担の公平性の視点が望まれる。そこに、医療財政、医療保険のあり方が検討課題になるのである。自己負担の増大だけが効率性を表すのではなく、包括的な医療システムのなかに財政、保険を正しく位置づける必要がある。当然、こうした医療費に関する議論は、マクロな国民経済の視点と密接な関連があり、実際の医療現場では、「医療の質」の確保が課題になる。

ところで、医療の機能としての予防の前提には、健康づくり運動のあり方を政策目標として指摘することができる。栄養、食生活、飲酒、喫煙、運動などの生活習慣、ライフスタイルの改善が政策目標となり、個人の「生活の質」の確保を志向することになる。「生活の質」は、個人のライフスタイルのコントロールによる部分も大きい。そのための運動計画が「健康日本二一」であり、そこでは、各種の目標値が設定されている。それにより、一方では、国民の体力、運動能力の向上が課題になり、他方で、疾病への罹患率の低下が期待される。こうした運動は、地域、事業所で行われるため、当然、生活空間のあり方が問われるようになる。実際、リタイアした高齢者では、地域の重要性が再び見直され、そのためにも、地域での保健活動が推進される。

そして、健康維持のためには、健康診断受診率の向上、健康教育、健康相談などの充実が必要とされ、そこでは、栄養指導（延べ人数）などもなされている。これらは、政策のアウトプットである。関係機関、民間機関との連携、健康増進のための環境の整備、そして、情報提供、普及、啓蒙活動のあり方が検討課題になる。まさに、福祉社会的な視点が不可欠になるのである。

実際に、健康については、各ライフステージでの個々人の準備が必要になり、それは、最終的には医療費の軽減という点から効率性を表している。その意味から、医療における効率性は、健康維持の推進によるともいえる。それにもかかわらず、人びとが要介護状態になると、そのための福祉サービスが動員される。医療の目的、機能は、身体的なハンディキャップの除去にあるが、それに対して、福祉の機能は、社会的ハンディキャップの除去にある。

ここでは、健康で活動的な高齢者をめぐる医療、保健、健康の考え方を示し、関連図の概略を提示してきたが、それをもとに関連樹木型、ないしはマトリックス型に政策目標を整理し、具体的な個別指標を位置づけながら、さらに、アウトカム―アウトプット―インプットの関係を精緻に明らかにする必要もあろう。

6　政策評価と計画化問題

以上、保健、医療について議論を加えてきたが、最後に、より包括的に計画、政策問題について検討することにしたい。ここで、問題となるのは、政策評価、行政評価の結果は、社会報告に活用されるのか、社会計画の策定に活用されるのか、という点にある。社会報告としての公表は、国民、住民が、自らの位置を認識、評価するためになされる必要がある。その一方で、計画、政策の事前化、調整において、評価がどう関係するかという点について、検討する必要がある。計画においては、事前評価、途中評価、最終評価のサイクルにおける評価の実施が不可欠になろう。現在、地方自治体の総合計画では、こうした評価の方向性が模索されているし、前述の「健康日本二一」でも、途中評価、最終評価の必要性が指摘されている。行政的意思決定過程の定式化(11)、そして、計画、政策の関連性の把握が課題となるのである。真の情報主導、政策主導の意味が問われ、さらに、社会報告、社会計画の一貫性が問われることになろう。

国民、住民の運動、参加については、かつて、社会運動、住民運動、対抗的運動といった視点によるものが一般的であった。しかし、現在、住民参加という場合、意思決定過程への参加とともに、サービス提供への参加、インターネットによる参加が現実となっている。そして、そこにおける数量志向が不可欠になる。また、評価に関する議論においては、住民、国民の指標項目の選定への参加、目標値策定への参加、そのための評価委員会へと議論が進展している。

いずれにせよ、そもそも、現在、本当に、評価の時代といえるか、政策評価による社会計画の合理化が可能か、制度改革が可能か、という問いがある。地方における政策評価、中央における政策評価という場合、よりニーズに近い自治体と国では異なるのは当然であるし、また、政策領域(医療、福祉、環境など)により、計画のあり方が自ずと異なる。福祉国家、福祉社会と政策評価、行政評価は、一見、異なった論理に基づいているように思われる。しかし、現在、政策において効率性と公平性を同時に希求するためにも、その関係について認識する必要があろう。

注

(1)社会指標については、三重野卓『福祉と社会計画の理論』白桃書房、一九八四。なお、ＰＰＢＳは、計画とプログラム作成、予算を一貫化させる手法である。

(2)Esping－Andersen, G., *The Three Worlds of Welfare Capitalism*, Basil Blackwell Limited, 1990. 岡沢憲芙、宮本太郎監訳『福祉資本主義の三つの世界』ミネルヴァ書房、二〇〇一。

(3)政策評価については、例えば、上山信一『行政評価の時代』ＮＴＴ出版、一九九八、山谷清志『政策評価の理論とその展開』晃洋書房、一九九七、をあげておく。

(4)宇賀克也『政策評価の法制度』有斐閣、二〇〇二、を参照のこと。

(5)「生活の質」については、三重野卓『「生活の質」と共生』白桃書房、二〇〇〇、三重野卓「高齢社会の『生活の質』と生命倫理」金子勇編『講座・社会変動』第八巻(高齢化と少子社会)、ミネルヴァ書房、二〇〇二、三重野卓『生活の質』の論理とその展開」『社会政策研究』第三号、東信堂、二〇〇二。

(6)代表的な例である青森県の「政策マーケティング」では、安心、つながり、自己実現、適正負担という満足条件と、健康・福祉、成長・学習、仕事・職場、社会環境、家庭・生活という領域をクロスさせ、指標を位置づけている。

(7)福祉国家、福祉社会については、三重野卓編『福祉国家の社会学』東信堂、二〇〇一、足立正樹編『福祉国家の展望と福祉社会の転換』高菅出版、二〇〇二など。

(8)後藤玲子『正義の経済哲学』東洋経済新報社、二〇〇二、が詳しい。

(9)内閣府の「高齢社会対策大綱」(平成一三年)を参照して、関連図を描いた。

(10)機能については、田村誠、山本武志「保健、医療、福祉の連携と統合」三重野卓、平岡公一編『福祉政策の理論と実際』東信堂、二〇〇〇、を参照のこと。

(11)佐藤徹「自治体総合計画と連動した施策評価システムに関する基礎的考察」『日本評価研究』第一巻、二号、日本評価学会、二〇〇二。

おわりに

本書のもとになったシンポジウムは、我が国の医療改革における今後の方向性を、三人の報告と討論を通じて模索し提示することを目的としていた。全体を読み直してみて、今後の方向性について多くの示唆が得られたシンポジウムであったと再確認した。もう一人の編者(三重野)も「はじめに」で述べているように、三つの報告によって考える材料や視点が提示されただけでなく、それらが絡み合い討論による「相乗効果」も加わり、全体として「政策評価の重要性と視点」が浮かび上がってきたシンポジウムであったと思う。私が本書から引き出した「政策評価」を巡る三つの方向性を述べたい。

何のための改革か――政策評価をマネジメント・サイクルの中に位置づける

医療制度・政策に限らず何かを改革する時に、問われるべきはその目的である。しかし、改革の対象が大きくなればなるほど、その目的がみえにくくなり、合意も得られにくくなる。医療制度は、大きく複雑である。日本医療の経済規模は三〇兆円を超え、医療保険制度だけでなく、医療提供制度や人材養成、情報の非対称性や患者の権利、医療事故など、本書でも示された多くの視点や内容を含んでいる。この大きさや複雑さゆえに、多面的ではあるが表面的な論議がなされたり、論点をどこかに限定するため全体としての目的が見失しなわれたりしがちである。「医療改革」と称しながら、「医療の効率」に論点を限定し、「医療費抑制」だけを論じたりするのが典型である。また「総括なき改革案」に映る論議もある。これらを避け、改革の目的、何のための改革なのか、を明らかにし、意味のある改革を進める上で不可欠なものが「政策評価」である。

「政策評価」にも、事前評価と事後評価とがある。事前評価は、改革すべき問題がどこにあるのかを事前に明らかにすることであり、この事前評価をもとに、改革案を練り、それを計画に落として改革を実施する。しかし、これだけでは改革のプロセスのマネジメントとしてはレベルが低い。事後評価(モニタリング・再評価)により、「当初の目的を果たしているか」「意味のある改革になっているか」を確認することが求められる。

本書のなかでも取り上げられたニュー・パブリック・マネジメントに沿う動きは、公的財源の逼迫の元でいっそう強まるであろう。それに伴い、マネジメント・サイクルのなかに位置づけられる「政策評価」の重要性も、医療政策においても今後ますます強まるであろう。

政策評価は多元的・多次元で

第二の方向は、政策評価の基準や立場が多様化することである。これは「医療改革の目的・目標を何におくのか」という問題に置き換えることもできる。

医療政策の評価基準は多様であるべきと、すべての発言者が指摘した。一方、その基準となると報告者・討論者により一見異なるようだが、その中身をみるとほぼコンセンサスが得られている三つの要素がある。それらは、効率と公平と効果である。また、本書では、新たな基準として合意されつつある第四の基準が示されたように思う。それは、「プロセスへの参加」とでもいうべき基準である。今後は、医療を与えられる者としての患者でなく、消費者として自己責任のもとに、医療機関や政策の評価、選択、意志決定に患者や市民が参加できることが、医療の善し悪しの評価基準として重要になってくると思われる。例えば、インフォームド・コンセントは、治療法の選択プロセスに患者自ら「参加」することであり、今まで専門家にしかわからないとみなされていた医療の評価に、患者・市民が「参加」することなどである。

このことは、評価の立場の多元性と密接な関わりがある。立場が異なれば、重視される評価基準も異なってくる。医師は、費用のことより治療効果を重視し、治療効果が明らかでない場合にも、何もしないことより手だてを尽くすことを好むであろう。一方、財源をあずかる者は、費用が少なくてすむことや効率がよいことを望み、効果が明らかでない治療は無駄といい切るであろう。他方で患者は、治療効果はもちろんそれに伴う苦痛や副作用が少ないことを重視し、治らないものなら手を握っていて欲しいと願うかもしれない。そして患者でない一般市民は、治療よりも予防を重視して欲しいといい、いつでもどこでも公平に安心して医療を受けられることを求めるであろう。評価者の多元化と評価基準の多次元化は対応して進んでいくと思われる。

さらに、この動きは「福祉国家から福祉社会へ」の移行とも対応している。福祉国家における医療保障制度の発展の歴史は、医療を社会的に保障する財源の確保と、医療機関や従事者など医療提供面の整備の歴史であった。やや乱暴にまとめれば、そこでの主役は、財政をあずかる者と専門職であり、患者や国民の役割は「与えられる者」でありいわば脇役であった。最近の動きは、サービス提供主体が主に公的セクター(国家)であった「福祉国家」から、NPOや企業など提供主体が多元化し、弱者であった受給者が選択する消費者として登場する「福祉社会」への移行とみることができる。「福祉社会」では、主役が増えた結果、評価する立場の多元性と、それを反映する多次元の評価基準が求められるようになったのである。

政策評価の主体あるいは立場の多元化と、多次元の評価基準を用いる流れも、今後強まる動きであろう。

政策研究者の役割

医療を全面的に市場に委ねるのであれば、評価を市場と競争の結果に委ねることもできる。しかし、日本は国民皆保険を維持しようとしているので、市場や競争に代わる評価者が必要である。だとすれば、社会政策の研究者には、二つの役割が期待される。一つは、特定の立場に偏らない、いわば社会的立場から政策評価を行うことである。第二の役割は、科学的な政策評価方法を開発することである。評価方法には、再現性があり妥当性も高い科学的なものもあれば、あやしげなものもある。多様な主体がそれぞれの基準を用いて評価するにしても、その方法においては科学的であることが望ましい。科学的な政策評価で一義的に政策判断がつくわけではないが、建設的な政策論議のためには、信用に足る方法による政策評価が必要である。社会科学者である社会政策の研究者には、科学的な政策評価研究の担い手として、また評価手法の開発者として、期待が高まるであろう。

私が本書から学んだ政策評価を巡る三つのトレンドを述べてきた。それは、ニュー・パブリック・マネジメントの流れとともに政策評価の重要性が高まるであろうこと、評価主体においては患者・市民を含む多元化が進み、評価基準においては効果・効率・公正に加え、プロセスへの参加が重視されてくるであろうこと、政策評価研究の担い手として社会政策研究者への期待が高まるであろうことである。

これらは、本書で探ろうとした「福祉国家における医療改革における今後の方向性」への、編者である私の答えである。本書を手にした読者の中から、医療政策、社会政策における政策評価に関心を持って下さる方が増えることを祈りたい。

最後に、本書の作製に、多くの方々にお世話になりました。記して感謝します。

二〇〇三年五月三〇日

近藤　克則

執筆者紹介

［執筆順］

編者は奥付参照。

郡司 篤晃（ぐんじ あつあき） 聖学院大学政経学部教授（兼）総合研究所教授

1965年、東京大学医学部卒、1970年、同大学院卒、医学博士。同年より東京女子医科大学日本心臓血圧研究所助手、講師、助教授を経て、1975年、厚生省医務局総務課、課長補佐。その後環境庁、鹿児島県衛生部長、薬務局生物製剤課長、健康増進栄養課長を経て、1985年、東京大学医学部、保健学科、保健管理学教室教授。1998年より現職。

専攻：医療管理、医療の質管理、医療経済学。

〈主要著作〉『保健医療計画ハンドブック』（編著、第一法規、1987）、『テキストブック国際保健』（編著、日本評論社、1995）、『身体活動・不活動の健康影響』（編著、第一出版、1998）、『医療システム研究ノート』（丸善プラネット、1998）など。その他『パス法：その原理と導入・評価』（編著、へるす出版、2000）、『医療費の地域差』（編著、東洋経済新報、2001）。

一戸 真子（いちのへ しんこ） 高崎健康福祉大学健康福祉学部助教授

1997年、東京大学大学院医学系研究科博士課程修了。保健学博士。日本学術振興会特別研究員、北海道医療大学看護学部講師などを経て現職。

専攻：ヘルスケアシステム学、ヘルスケアの「質」に関する研究。

〈主要著作〉*The Paths to Productive Aging*（共著、Taylor & Francis Publishers、1995年）、『保健・医療・福祉の総合化』（共著、光生館、1997年）、『生命倫理のキーワード』（共著、理想社、1998年）、『生き方としての健康科学』（共著、有信堂、1999年）など。

新田 秀樹（にった ひでき） 大正大学人間学部教授

1981年、東京大学法学部卒。同年厚生省入省後、名古屋大学助教授、厚生労働省室長、内閣参事官などを経て現職。

専攻：社会保障法、社会保障政策論。

〈主要著作〉『福祉を考えるヒント——関係論の視座から』（近代文藝社、1995年）、『社会保障改革の視座』（信山社、2000年）。

武川 正吾（たけがわ しょうご） 東京大学大学院人文社会系研究科助教授

1979年、東京大学文学部社会学科卒業、1984年、同大学院社会学研究科博士課程単位取得退学。社会保障研究所、中央大学助教授などを経て、現職。

専攻：社会学、社会政策学。

〈主要著作〉『社会政策のなかの現代』（東京大学出版会、1999年）、『福祉社会——社会政策とその考え方』（有斐閣、2001年）、『福祉国家の変貌——グローバル化と分権化のなかで』（共編著、東信堂、2002年）、『グローバル化の社会学』（共編著、東信堂、2003年）など。

■編者紹介

三重野 卓（みえの たかし） 山梨大学教育人間科学部教授

1974年、東京大学文学部社会学科卒業、1979年、同大学院社会学研究科博士課程単位取得退学。社会保障研究所研究員、防衛大学校助教などを経て現職。

専攻：福祉社会学、「生活の質」研究、計量社会学。

〈主要著作〉『福祉と社会計画の理論——指標・モデル構築の視点から』（白桃書房、1984年）、『「生活の質」の意味——成熟社会、その表層と深層へ』（白桃書房、1990年）、『「生活の質」と共生』（白桃書房、2000年）、『福祉政策の理論と実際——福祉社会学研究入門』（平岡公一との共編著、東信堂、2000年）、『福祉国家の社会学——21世紀における可能性を探る』（編著、東信堂、2001年）。

近藤 克則（こんどう かつのり） 日本福祉大学社会福祉学部教授

1983年千葉大学医学部卒業、船橋二和病院リハビリテーション科長などを経て、1997年日本福祉大学助教授。2000年8月から1年間 University of Kent at Canterbury の社会政策・社会学・社会研究学部（School of social policy, sociology and social research）の客員研究員。2003年から現職。医学博士、日本リハビリテーション医学会専門医。

専攻：リハビリテーション医学、社会医学、医療政策・医療経済学

〈主要著作〉『臨床医マニュアル第2版』（共編著、医歯薬出版、2002年）『脳卒中リハビリテーション——早期リハからケアマネジメントまで』（共編著、医歯薬出版、2000年）『医療費抑制の時代を超えて』（医学書院、印刷中）。

〈シリーズ社会政策研究3〉
福祉国家の医療改革——政策評価にもとづく選択

2003年7月15日　初　版 第1刷発行　〔検印省略〕

＊定価はカバーに表示してあります

編者© 三重野卓・近藤克則　発行者 下田勝司　印刷・製本 中央精版印刷

東京都文京区向丘1-20-6 郵便振替 00110-6-37828
〒113-0023 TEL (03) 3818-5521(代) FAX (03) 3818-5514
E-Mail tk203444@fsinet.or.jp

発行所 株式会社 東信堂

Published by TOSHINDO PUBLISHING CO., LTD.
1-20-6, Mukougaoka, Bunkyo-ku, Tokyo, 113-0023, Japan

ISBN4-88713-508-4 C3336

東信堂

〔現代社会学叢書〕

- 開発と地域変動―開発と内発的発展の相克　北島　滋　三二〇〇円
- 新潟水俣病問題―加害と被害の社会学　飯島伸子・舩橋晴俊編著　三八〇〇円
- 在日華僑のアイデンティティの変容―華僑の多元的共生　過　放　四四〇〇円
- 健康保険と医師会―社会保険創始期における医師と医療　北原龍二　三八〇〇円
- 事例分析への挑戦―'個人'現象への事例媒介的アプローチの試み　水野節夫　四六〇〇円
- 海外帰国子女のアイデンティティ―生活経験と通文化的人間形成　南　保輔　三八〇〇円
- 有賀喜左衞門研究―社会学の思想・理論・方法　北川隆吉編　三六〇〇円
- 現代大都市社会論―分極化する都市？　園部雅久　三二〇〇円
- インナーシティのコミュニティ形成―神戸市真野住民のまちづくり　今野裕昭　五四〇〇円
- ブラジル日系新宗教の展開―異文化布教の課題と実践　渡辺雅子　八二〇〇円
- イスラエルの政治文化とシチズンシップ　奥山眞知　三八〇〇円
- 正統性の喪失―アメリカの街頭犯罪と社会制度の衰退　G・ラフリー　宝月　誠監訳　三六〇〇円
- 福祉政策の理論と実際―福祉社会学研究入門　三重野卓・平岡公一編　三〇〇〇円
- 福祉国家の社会学―21世紀における可能性を探る〔シリーズ社会政策研究1〕　三重野卓編　二〇〇〇円
- 福祉国家の変貌―グローバル化と分権化のなかで〔シリーズ社会政策研究2〕　小笠原浩一・武川正吾編　二〇〇〇円
- 社会福祉とコミュニティ―共生・共同・ネットワーク　園田恭一編　三八〇〇円
- 新潟水俣病問題の受容と克服　堀田恭子著　四八〇〇円
- 新潟水俣病をめぐる制度・表象・地域　関　礼子　五六〇〇円
- ホームレス ウーマン―知ってますか、わたしたちのこと　E・リーボウ　吉川徹・轟里香訳　三二〇〇円
- タリーズ コーナー―黒人下層階級のエスノグラフィ　E・リーボウ　吉川　徹監訳　二三〇〇円

〒113-0023　東京都文京区向丘1－20－6　☎03(3818)5521　FAX 03(3818)5514　振替 00110-6-37828
E-mail:tk203444@fsinet.or.jp

※税別価格で表示してあります。

東信堂

〔シリーズ 世界の社会学・日本の社会学 全50巻〕

タルコット・パーソンズ—最後の近代主義者	中野秀一郎	一八〇〇円
ゲオルク・ジンメル—現代分化社会における個人と社会	居安正	一八〇〇円
ジョージ・H・ミード—社会的自我論の展開	船津衛	一八〇〇円
アラン・トゥーレーヌ—現代社会のゆくえと新しい社会運動	杉山光信	一八〇〇円
アルフレッド・シュッツ—主観的時間と社会的空間	森元孝	一八〇〇円
エミール・デュルケム—社会の道徳的再建と社会学	中島道男	一八〇〇円
レイモン・アロン—危機の時代の透徹した警世思想家	岩城完之	一八〇〇円
奥井復太郎—都市社会学と生活論の創始者	藤田弘夫	一八〇〇円
新明正道—綜合社会学の探究	山本鎭雄	一八〇〇円
米田庄太郎—新総合社会学の先駆者	中久郎	一八〇〇円
高田保馬—理論と政策の無媒介的合一	北島滋	一八〇〇円
現代環境問題論—理論と方法の再定置のために	井上孝夫	二三〇〇円
日本の環境保護運動	長谷敏夫	二五〇〇円
現代社会学における歴史と批判〔上巻〕—グローバル化の社会学	武川正吾・山田信行編	二八〇〇円
現代社会学における歴史と批判〔下巻〕—近代資本制と主体性	片桐新自・丹辺宣彦編	二八〇〇円
現代日本の階級構造—理論・方法・計量分析	橋本健二	四三〇〇円
イギリスにおける住居管理—オクタヴィア・ヒルからサッチャーへ	中島明子	七四五三円
BBCイギリス放送協会〔第二版〕—パブリック・サービス放送の伝統	簑葉信弘	二五〇〇円

〔中野卓著作集 生活史シリーズ〕

1 生活史の研究	中野卓	二五〇〇円

〔研究誌・学会誌〕

日本労働社会学会年報4〜13	日本労働社会学会編	二九一三〜三三〇〇円
労働社会学研究 1〜3	日本労働社会学会編	各一八〇〇円
社会政策研究 1〜3	「社会政策研究」編集委員会編	二〇〇〇〜二三八一円

〒113-0023 東京都文京区向丘1－20－6 ☎03(3818)5521 FAX 03(3818)5514 振替 00110-6-37828
E-mail:tk203444@fsinet.or.jp

※税別価格で表示してあります。

東信堂

大学の自己変革とオートノミー—点検から創造へ	寺﨑昌男	二五〇〇円
大学教育の創造—歴史・システム・カリキュラム	寺﨑昌男	二五〇〇円
大学教育の可能性—教養教育・評価・実践	寺﨑昌男	二五〇〇円
〔シリーズ教養教育改革ドキュメント・監修寺﨑昌男・絹川正吉〕		
立教大学〈全カリ〉のすべて—リベラル・アーツの再構築	全カリの記録編集委員会編	二二〇〇円
ICU〈リベラル・アーツ〉のすべて	絹川正吉編著	二三八一円
大学の授業	宇佐美寛	二五〇〇円
作文の論理—〈わかる文章〉の仕組み	宇佐美寛編著	一九〇〇円
大学院教育の研究	バートン・R・クラーク編 潮木守一監訳	五六〇〇円
大学史をつくる—沿革史編纂必携	寺﨑・別府・中野編	五〇〇〇円
大学の誕生と変貌—ヨーロッパ大学史断章	横尾壮英	三二〇〇円
大学授業研究の構想—過去から未来へ	京都大学高等教育教授システム開発センター編	二四〇〇円
大学評価の理論と実際—自己点検・評価ハンドブック	H・R・ケルズ 喜多村・舘・坂本訳	三二〇〇円
アメリカの大学基準成立史研究—「アクレディテーション」の原点と展開	前田早苗	三八〇〇円
大学力を創る:FDハンドブック	大学セミナー・ハウス編	二三八一円
私立大学の財務と進学者	丸山文裕	三五〇〇円
私立大学の経営と教育	丸山文裕	三六〇〇円
短大ファーストステージ論	高鳥正夫 舘昭編	二〇〇〇円
短大からコミュニティ・カレッジへ—飛躍する世界の短期高等教育と日本の課題	舘昭編	二五〇〇円
夜間大学院—社会人の自己再構築	新堀通也編著	三二〇〇円
現代アメリカ高等教育論	喜多村和之	三六八九円
アメリカの女性大学:危機の構造	坂本辰朗	二四〇〇円
アメリカ大学史とジェンダー	坂本辰朗	五四〇〇円
アメリカ教育史の中の女性たち—ジェンダー、高等教育、フェミニズム	坂本辰朗	三八〇〇円

〒113-0023 東京都文京区向丘1—20—6 ☎03(3818)5521 FAX 03(3818)5514 振替 00110-6-37828
E-mail:tk203444@fsinet.or.jp

※税別価格で表示してあります。